T0243709

Guía para vivir sanos 120 años

Guía para vivir sanos 120 años

Descubre y aprende los secretos de los centenarios y supercentenarios

Dr. Manuel de la Peña

VERGARA

Papel certificado por el Forest Stewardship Council

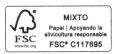

MIXTO
Papel | Apoyando la
silvicultura responsable
FSC® C117695
www.fsc.org

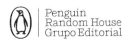

Penguin
Random House
Grupo Editorial

Primera edición: septiembre de 2024
Primera reimpresión: septiembre de 2024

© 2024, Dr. Manuel de la Peña
© 2024, Penguin Random House Grupo Editorial, S. A. U.
Travessera de Gràcia, 47-49. 08021 Barcelona

Printed in Spain – Impreso en España

ISBN: 978-84-19820-58-7
Depósito legal: B-10.348-2024

Compuesto en Comptex&Ass., S. L.
Impreso en Romanyà-Valls, S. A.,
Capellades (Barcelona)

VE 20587

A mi familia, Maqui, Jorge y Leticia de la Peña
A mi madre, que en unos meses cumplirá 100 años, con
una cabeza inmaculada
A mi padre, que falleció con 97 años

A los amigos
que me han cuidado en la tierra
y que ahora me cuidan desde el cielo

Marco Hohenlohe
Fernando Fernández-Tapias
Mauri Garrigues Walker
Carlos Griñón
Joao Flores
Nito Fontcuberta
Cristina Macaya
Ángel Nieto (12+1)

Índice

Introducción 11
1. Vivir más y mejor. Envejecimiento
   saludable 17
2. Pensamiento positivo, mente activa
   y disciplina 61
3. Los mecanismos del envejecimiento 79
4. Los genes son esenciales en la longevidad 93
5. El estrés emocional y la gestión de la calma 105
6. La dieta de la longevidad 123
7. El ejercicio físico es vital 143
8. Los suplementos prolongevidad 153
9. La vitamina D, la hormona de la vida 165
10. La fórmula de la vitamina C liposomal
    refuerza nuestras defensas 173
11. El aceite de oliva virgen extra beneficia
    nuestra salud 181
12. El sueño, reparador de nuestra fatiga mental
    y física 187
13. La microbiota influye en nuestra calidad
    de vida 197
14. Cuidando el corazón 215

15. No rotundo al tabaco, al alcohol desmesurado
     y a las drogas   241
16. El chip hormonal rejuvenece   249
17. La música mejora el estado emocional
     y la creatividad.   261
18. Los cambios de sangre rejuvenecen   269
19. Los tratamientos con células madre regeneran
     nuestro organismo.   277
20. El klotho, la proteína antienvejecimiento   285
21. La telomerasa, la enzima que repara y alarga
     los telómeros   289
22. La humanización de la medicina   295

Introducción

La esperanza es el sueño
del hombre despierto.

ARISTÓTELES

Escribo este libro con verdadero entusiasmo, una palabra mágica de origen griego que quiere decir que «tienes a Dios dentro». En la historia antigua se creía que un entusiasta era un elegido de Dios que lo guiaba con sabiduría hacia su propósito vital.

Y lo bueno de las personas entusiastas es que intentamos contagiar a los demás de nuestra energía arrolladora y por ello mi *leitmotiv* es abrir la puerta a la esperanza de que se puede alargar la vida libre de enfermedades y vivir sanos 120 años.

Mi querida suegra, la marquesa de Mos y Valladares, un ser muy espiritual que vivió invadida de paz mental y a la que siempre estuve muy unido, me insistía en que algún día tendría que escribir un libro con mis vivencias, porque así se podría ver que en la salud hay esperanza. Y desde el cielo me lo ha vuelto a recordar y aquí estoy para cumplir el sueño de María Elena. Su gesto típico de llevarse dos dedos de su mano a los labios, simbolizaba su práctica habitual: escuchar y callar. Algo que aprendió en el libro de mi querido José Luis de Vilallonga: *El Rey*.

Como me fascinan las historias reales, he investigado las características de las personas centenarias y supercentenarias y me he encontrado con la grata sorpresa de que, en el momento de escribir este libro, la persona más longeva del mundo es Maria Branyas. Tiene 117 años, es de nacionalidad española y vive en Girona.

También he tenido el gratísimo placer de investigar a Teodora Cea de 112 años, Dolores Buitrago de 110 años, Engraciano González de 109 años, Servando Palacín de 109 años, Crescencia Galán Medina de 110 años, Prudencia Yuste de 109 años y Josefa Navas de 107 años y Alfonso Bullón de Mendoza de 101 años, entre otros. Conocer sus hábitos y costumbres ha sido esencial para mí para conocer cómo podemos alargar la vida, libre de enfermedades.

Un escenario en el que si hablamos de humanizar la medicina es esencial abandonar el uso de palabras como anciano/a, viejo/a para sustituirlas por persona longeva.

Si de verdad aspiramos a entrar en el selecto club de los supercentenarios no podemos delegar nuestros deseos en factores externos ni en terceras personas, sino que debemos sujetar las riendas de nuestra salud para alcanzar de esta manera el sueño de vivir sanos 120 años. Se trata de adquirir conocimientos, tener una actitud positiva y mucha disciplina.

En este viaje nos vamos a encontrar con la resistencia

de nuestro propio cerebro, que trabaja con la ley del mínimo esfuerzo, ya que está acostumbrado a repetir patrones aprendidos para evitar el trabajo en exceso. Es decir, ante estímulos similares responde siempre del mismo modo. Por tanto, si queremos provocar cambios tendremos que crear nuevos patrones y para ello deberemos esforzarnos, puesto que cualquier cambio es sinónimo de aprendizaje y disciplina.

Debemos aprender a ver más allá de nuestro propio cuerpo y tener muy clara la estrecha relación que existe entre salud, mente y emociones. Hay que empezar por aprender a querernos y a cuidarnos mejor a nosotros mismos antes de salir a cuidar a los demás. Y poner en valor los alimentos más nutritivos para el alma, entre los que destacan el perdón, el agradecimiento y la solidaridad. Y precisamente estos valores los representaba Marco Hohenlohe, mi alma gemela, que me enseñó a desprenderme de lo insustancial.

Las enfermedades físicas guardan una estrecha relación con las emociones y por tanto debemos entrenar nuestra mente para saber afrontar las adversidades del día a día. Nuestras fuerzas vitales provienen de una dieta equilibrada y de la práctica de ejercicio físico, y para ello la clave es «pensar en verde».

Los médicos disponemos en la actualidad de un gran arsenal de tratamientos innovadores, y lo que está por llegar es todavía mejor, ya que hay más de 8.000 moléculas en ensayos clínicos, muchas de las cuales son candidatas a fármacos que podrán curar numerosas enfermedades que hasta ahora era impensable.

Estamos viviendo en una nueva era biotecnológica en la cual la inteligencia artificial provocará un cambio de paradigma en la evolución de la especie humana, pero en la que hay que tener en consideración la carga emocional del paciente, el poder de las palabras amables y, en definitiva, la empatía en la relación médico-paciente como ingredientes de la humanización de la medicina, cuyo efecto curativo es incuestionable.

Me ha sorprendido gratamente el admirable diseño de la portada realizada por la editorial Vergara (Penguin Random House). La vi y me hizo reflexionar mucho sobre la idea de poder inferir la edad que tiene un árbol contando los anillos que vemos en su tronco. Se trata de los anillos de árboles centenarios, de los seres vivos más antiguos que habitan nuestro planeta, que revelan su historia secreta: anillos de años lluviosos y cálidos, anillos angostos, si hubo sequía, cicatrices por un incendio, etc. Una verdadera grabación de su propia evolución, resiliencia y adaptación para su supervivencia. Es algo que he aprendido del catedrático de Botánica Daniel Sánchez Mata, admirable director del RCC Harvard. Y como soy un amante de los bosques, estos anillos nos ayudarán a entender la dinámica de las personas centenarias y supercentenarias, ya que las personas, al igual que un árbol para crecer hacia lo alto, hacia lo espiritual, es necesario que estén bien arraigadas en la tierra.

En esta *Guía para vivir sanos 120 años* no hay atajos que aseguren la salud y el bienestar, sino que más bien es una escalera que hay que subir peldaño a peldaño, como se refleja en cada uno de los 22 capítulos que, de manera estrictamente científica y filosófica, voy a relatar. La única misión es dar, a los lectores, una dosis extra de energía y confianza que les empuje a llegar a esta meta.

A pesar de las dificultades que nos encontremos en el camino vamos a elegir la mejor actitud posible y ser capaces de avanzar y disfrutar de este viaje.

1

Vivir más y mejor. Envejecimiento saludable

La edad no define quién eres,
sino cómo has vivido.

Dalái Lama

«Cuando tengo un día regular, lo saco a flote. Porque yo lo digo, eso lo quiero yo, eso lo haces tú así porque te lo digo yo, y todo me sale». Me espetó Crescencia Galán a sus 110 años el día que la conocí en la tierra idílica de Castilla-La Mancha. Al ver a una Crescencia tan envalentonada y mentalmente imbatible, por un momento pensé que estaba con Dulcinea del Toboso y me encarné en Don Quijote. Fue rotunda cuando me confirmó que ella cuando quiere algo lo consigue todo. Y me dejó sin palabras cuando de una manera convincente y una sonrisa muy persuasiva afirmó que estaba dispuesta a alargar su vida hasta los 120 años libre de enfermedades, lo que sin duda la convierte en mi emperatriz de La Mancha: «¡Oh princesa Dulcinea, señora deste cautivo corazón!».

Le conté a mi Dulcinea que fui al Escorial a conocer a Teodora, que a sus 112 años vive con una gran paz interior y espiritualidad, y que también estuve con mi querida Dolores Buitrago, de 110 años, que me cantó melodiosas coplas, con las que disfruté mucho. A todos los supercentenarios, como decía Don Quijote, les voy a brindar mis hazañas. Pero como no podía ser de otra manera irrumpió Sancho Panza diciendo: «No se muera vuestra merced, señor mío, sino tome mi consejo y viva muchos años, porque la mayor locura que puede hacer un hombre en esta vida es dejarse morir sin más ni más, sin que nadie le mate ni otras manos le acaben que las de la melancolía». Pero Don Quijote subido a su inseparable Rocinante le contesta «come poco y cena menos, que la salud de todo el cuerpo se fragua en la oficina del estómago».

Crescencia, mi Dulcinea, se quedó atónita cuando le conté que la persona más longeva del mundo es de nacionalidad española. Me refiero a Maria Branyas que, a sus 117 años, vive en Girona, como así lo acredita el Guinness World Records, lo que sitúa a España en el podio mundial de longevidad.

Maria Branyas es una mujer nacida en San Francisco el 4 marzo de 1907, viuda de Joan Moret, médico con el que tuvo tres hijos (una ha cumplido 90 años), 11 nietos (alguno de 60 años), 13 bisnietos y varios tataranietos. Ha sobrevivido a la Primera y Segunda Guerra Mundial, a una guerra civil y a dos pandemias. Tiene un perfil social en la red social X (Twitter), con el nombre de «Super Àvia Catalana», con más de 1.500 seguidores.

En mis investigaciones sobre Maria Branyas, descubrí que conserva sus facultades mentales y disfruta en las conversaciones con su familia. Es la hija de José Branyas, periodista y escritor de Pamplona, una personalidad relevante que cosechó una brillante y reconocida trayectoria periodística. En su árbol genealógico, otros miembros de su familia han alcanzado edades longevas, y esta predisposición genética está muy vinculada a sus hábitos y estilos de vida. Entre las costumbres de Maria destaca no haber fumado nunca, hace dieta sana y equilibrada, toma un yogur diario (probióticos), daba paseos con sus amigas, tiene una vida tranquila, con buena conexión con la familia y los amigos, tiene estabilidad emocional, vive sin preocupaciones ni resentimientos y tiene contacto con la naturaleza. También para ella es importante mantenerse positiva y evitar rodearse de gente tóxica.

La japonesa Tomiko Itooka ha cumplido 116 años y es la segunda persona viva más longeva del mundo (nació el 23 de mayo de 1908). En Brasil vive Inah Canabarro Lucas, que ha cumplido 116 años (nació el 8 de junio de 1908). Es la tercera persona viva más longeva del mundo, la más longeva de Brasil y la monja más longeva del mundo. Siempre afirma que «su gran secreto es rezar». En Estados Unidos, Texas, a sus 115 años, vive Elizabeth Francis, nacida en Louisiana el 25 de julio de 1909, que es la cuarta persona viva más longeva del mundo. Está mentalmente activa y reconoce a su familia a pesar de sus pequeños problemas de memoria. Francis atribuye su longevidad a Dios. Afirma que es una bendición del Señor: «Solo doy gracias a Dios por estar aquí». Nunca fumó ni bebió alcohol y caminaba con regularidad. Siempre cocinaba con verduras que cultivaba en su jardín. En el Reino Unido vive Ethel Caterham, con 115 años, nacida el 21 de agosto de 1909 en Shipton Bellinger, Hampshire, Inglaterra, y es la quinta persona viva más longeva del mundo.

La japonesa Okagi Hayashi vive con 115 años en Tokio, nació el 2 de septiembre de 1909, y es la sexta persona más longeva del mundo.

Por otro lado, en mis investigaciones sobre Silveria Martín Díaz he podido constatar que a sus 114 años (nació el 20 de junio de 1910) es actualmente una de las personas vivas más longevas del mundo.

Silveria es viuda del alcalde del pueblo, donde nació, Talavera la Vieja (Cáceres). Siempre se ha dedicado a su familia y a su hogar, le encantaba cocinar, hacer punto, ganchillo, no podía estar parada en casa, ha sido y es una mujer muy activa. Es muy ordenada y no tiene ningún problema grave de salud.

Hasta el año 2019, justo antes de la pandemia, estuvo fenomenal de salud, caminaba y todo, pero a los 109 años se cayó, se rompió el fémur y estuvo mucho tiempo encamada y perdió movilidad. Y al igual que los supercentenarios, tiene disminución de la audición y la visión.

Mi *tour* de entrevistas clínicas a los más longevos

Fue apasionante la entrevista clínica a Teodora Cea Bermejo que, a sus 112 años, es actualmente la persona viva más longeva de la Comunidad de Madrid. Vive en El Escorial, donde nació el 1 de abril de 1912. Su marido se murió a los 60 años y el único hijo que vive, José Luis, tiene 77 años y su única nieta, María Dolores tiene 50 años y ambos están muy pendientes de que no le falte de nada.

Teodora ha sobrevivido a la Primera y Segunda Guerra Mundial, a la pandemia de gripe, a la guerra civil y a la pandemia de Covid. La Covid-19 la superó de forma asintomática.

En este sentido, considero que en Teodora han influido mucho sus hábitos y estilos de vida saludables, es decir, su epigenética, ya que entre sus costumbres destacan: comida sana a base de verduras, le encanta el chocolate con churros, siempre le ha gustado bailar y caminar, y es muy flaca.

No se queja de ningún tipo de dolor. A pesar de ser hipertensa, como es muy disciplinada con su tratamiento, su tensión arterial está perfectamente controlada ya que tenía 130/70. Su frecuencia cardiaca está en 79 pulsaciones por minuto en reposo, pero presenta una fibrilación auricular, es decir, latidos irregulares que es la arritmia más frecuente. Por este motivo y con muy buen criterio médico está anticoagulada para protegerla contra un ictus.

Asimismo, observé que la saturación de oxígeno era de 95. Su verdadero problema es que no siente la necesidad de beber agua y hay que ir dándosela a ratitos. Recientemente tuvo una infección de orina y, precisamente por beber poco, algo que ocurre con frecuencia en los supercentenarios, la dejó un poco debilitada. A los 105 años se cayó y la operaron de la cadera, y con el reemplazo no hizo rehabilitación y perdió mucha movilidad.

También la operaron de cataratas y por tanto tiene una visión perfecta y, al igual que los supercentenarios, tiene disminución de la audición.

A lo largo de las conversaciones, Teodora ha mostrado en todo momento que sus facultades mentales están conservadas. Afirma que tiene mucha fe y una de sus costumbres es rezar todos los viernes el rosario. Uno de sus grandes recuerdos es cuando hizo la primera comunión. Le encantaría que su nieta María Dolores se casara por la iglesia y poder asistir a la ceremonia. Se encuentra con ganas de vivir más años.

María Dolores, su nieta, que además es abogada, autorizó a divulgar y revelar sus datos, al igual que todos los entrevistados, ya que considera que la historia de su abuela puede ayudar a la humanidad, y que si es así vale la pena cooperar.

En el *tour* de entrevistas clínicas también tuve el grato placer de conversar con Dolores Buitrago , que entró en el Club de los supercentenarios el pasado 30 de junio al cumplir 110 años y la alcaldía de Puertollano (Ciudad Real), donde nació, ya le ha hecho un homenaje.

En la entrevista clínica llevada a cabo, Dolores se presentó diciendo que ella se llama Dolores, Lolita, Lola. Con esta presentación queda patente que disfruté mucho de su compañía. He podido constatar que si llegó a los 110 años ha sido por la gran influencia de sus costumbres sanas: es muy flaca, toma una dieta sana y equilibrada, baja en sal, le encanta tomar chocolate con magdalenas, no ha fumado nunca, canturrea coplas, tiene mucha fe y paz mental, es muy alegre, conserva parte de la movilidad, no presenta ninguna dolencia, tan solo pérdida parcial de audición y visión.

Tiene cataratas, y tras consultarlo con oftalmólogos amigos considero que a pesar de su edad se puede operar, y desde hace poco solamente le falla la memoria inmediata. Su punto débil, al igual que todos los supercentenarios, es que apenas bebe un litro de agua al día.

También me llamó la atención que su tensión arterial estaba perfectamente controlada ya que tenía 120/70, su frecuencia cardiaca era normal, ya que estaba en 69 pulsaciones por minuto en reposo y su ritmo cardiaco es sinusal (normal), es decir, no tiene arritmias. Asimismo, observé que la saturación de oxígeno era de 94, su colesterol en sangre estaba en 122 y su ácido úrico en 3,5.

Tan solo toma una pastilla de tromalit como antiagregante plaquetario. Todas estas características tan positivas la protegen contra cualquier tipo de evento cardiovascular, como ictus e infarto.

A lo largo de la entrevista clínica, Dolores, Lolita, Lola demostró que es una persona muy positiva, y pude observar cómo en todo momento sus facultades mentales están plenamente conservadas y que se encuentra con ganas de llegar a los 120 años. Por otro lado, su piel refleja su fabulosa historia vital, su buen estado anímico y unos hábitos sanos. Su hija Pilar, de 81 años y su nieta Ana Benítez de 51 años, que son adorables, la cuidan con esmero y cariño hasta el más mínimo detalle para que no le falte de nada.

También me ha llamado la atención que ha sido operada con éxito a los 108 años de un melanoma (tumor cerca del ojo izquierdo), que lo ha superado sin dejar cicatriz alguna.

Es una mujer muy artista que pinta al óleo de maravilla y que también pinta muy bien mantelerías y juegos de cama.

Tiene mucho sentido del humor, es muy alegre y es de carácter sosegado. Pese a que ha sufrido mucho, ha tenido una vida plena y feliz gracias al cariño de sus tres hijos, ocho nietos y doce bisnietos.

Ha sobrevivido a la Primera y la Segunda Guerra Mundial, una guerra civil y dos pandemias, pero prefiere morirse antes de vivir otra guerra. Recuerda que no pasó hambre porque su padre gestionó la intendencia de suministros para las tropas republicanas.

Dolores, Lolita, Lola a sus 110 años, me cantó melodiosas coplas, algo que me hizo feliz.

Por otra parte, la historia de Crescencia, de 110 años, es particularmente fascinante. Me dijo que cuando tenía un día malo o regular, siempre lo sacaba a flote. Y con esa actitud tan positiva y mente activa, me entregué en cuerpo y alma durante la entrevista clínica y me remató grata y emocionalmente diciéndome que «somos iguales».Vaya ejemplo a seguir Dios mío.

Estoy convencido de que posee genes asociados a la longevidad y que sus hábitos de vida saludables han sido determinantes en su notable vitalidad. Entre sus costumbres destacan: comida sana y equilibrada, le encanta el chocolate, la lectura, concretamente lee revistas y sobre todo le gusta ver los reportajes, hace una tabla de gimnasia todos los días 20 minutos con ímpetu, juega al bingo y se enfada si pierde. Por otro lado, una de las cosas que más le favorece es que vive sin preocupaciones, tiene mucha personalidad y mucho carácter y vive con mucha fe. Le regalé un rosario, se lo puse en su mano y la cerró con tanta fuerza que fue una maravilla observarla. Su tensión arterial estaba perfectamente controlada, ya que tenía 122/78. Su colesterol HDL era de 85 y el colesterol LDL de 65, y por tanto vive protegida contra un posible evento cardiovascular, tipo ictus o infarto de miocardio.

No le gusta nada que la pinchen en vena, pero le propuse hacerse un tratamiento de rejuvenecimiento biológico y me contestó que ¡cuándo empezábamos!

En Crescencia descubrí muchas claves para alargar la vida libre de enfermedades. Me encantó constatar que mentalmente es imbatible y que tiene claro que va a llegar sana a los 120 años.

Por otro lado, en la entrevista clínica con Engraciano González, de 109 años (nació el 10 de julio de 1915) nada más llegar me dice que si me parece bien «empiezo por el día en que nací, tengo todo el tiempo del mundo para contarle mi vida y por supuesto puede escribir en su libro todos los datos médicos de mi historia». Nada más empezar me quedé atónito con su excelente memoria y agilidad mental, donde intuí un perfil de superdotado. Observé que hace una dieta sana y equilibrada, camina mucho todos los días, especialmente por el jardín donde vive, el cual considera un oasis. Tiene una actitud muy positiva frente a la vida. Se mantiene mentalmente activo haciendo crucigramas, jugando al dominó y al bingo. Hace unos años, cuando podía, le gustaba practicar la pesca y la caza. Afirma que duerme muy bien y que él considera que no tiene ni 60 años, que así se siente.

También me ha llamado la atención su pensamiento positivo, su gran inteligencia, la fuerza con la que habla, su vitalidad arrolladora y el entusiasmo con el que describe su vida. No sufre ningún tipo de dolor. Por otro lado, a pesar de ser hipertenso, su tensión arterial estaba perfectamente controlada ya que tenía 130/70, su frecuencia cardiaca era normal, ya que estaba en 69 pulsaciones por minuto en reposo y su ritmo cardiaco es sinusal (normal), es decir, no tiene arritmias. Asimismo, observé que la saturación de oxígeno era de 95 y su colesterol en sangre estaba en 106 y su LDL en 54.

Toma con disciplina férrea todos los días la medicación para controlar bien su tensión arterial y tener muy baja la fracción del colesterol malo, ya que tuvo un infarto hace 14 años, del cual se recuperó perfectamente. También toma suplementos farmacológicos de vitamina D y B12, ya que al igual que la mayoría de la población tiene un déficit.

También se recuperó de un cáncer de colon que tuvo hace años, de una fractura de cadera que le tuvieron que operar con 93 años, y superó la Covid-19. La disminución de su capacidad auditiva es típica en estas personas.

Afirma que tiene mucha fe, de pequeño fue monaguillo y es miembro de la Hermandad de la Virgen de Fátima. Se siente muy feliz desde que vive en la residencia La Aurora, en el municipio de Navalcarnero, perteneciente a la Comunidad de Madrid, y por este motivo ha querido que la fundadora, Carmen Casas, que por cierto es una señoraza, se sentara a su lado en esta entrevista, porque admira mucho su extraordinaria labor, ya que trata a todo el mundo como si fuera de su familia.

A lo largo de la entrevista clínica, Engraciano se mostró dispuesto a hablar las horas que hiciera falta y enseguida hizo una demostración de su poderosa memoria contando múltiples anécdotas, describiendo que su mujer se murió con 101 años, que su suegra fue Miss Zamora y que tiene dos hijos de 97 y 83 y una hija de 71 años que le dio dos nietos, Juan Miguel y Carmen, de los cuales se siente muy orgulloso porque hablan cinco idiomas, tienen dos carreras y trabajan en Frankfurt y Múnich, en puestos relevantes.

Recuerda con mucha claridad su etapa como jefe de mantenimiento de Iberia, que al principio contaba con tan solo 20 aviones. Relata los momentos en los que él iba operando los motores y el comandante Luis Lerdo de Tejada al mando del avión en plena Segunda Guerra Mundial. Señala que ha trabajado 38 años enamorado de Iberia y le ha resultado durísimo jubilarse, situación en la que lleva 41 años (más tiempo que trabajando). Recuerda que trabajó con ilustres pilotos como el general Manuel Presa Alonso, que tenía las paredes de su casa llenas de diplomas y premios, que fueron los inicios de la compañía desde su despegue presidido por el rey Alonso XIII en el año 1927. Iberia le condecoró en dos ocasiones con una medalla. Sus dos pasiones eran viajar y bailar con su mujer. En definitiva, ha mostrado en todo momento que se encuentra con ganas de llegar a los 120 años o, como él mismo dice, lo que Dios quiera.

Si hacemos un punto de inflexión, un aspecto digno de

admiración en los supercentenarios es que la edad no ha sido un obstáculo para operarse de un melanoma, de la cadera o de cataratas, entre otras cosas.

Por otro lado, en mis conversaciones con Servando Palacín, vecino de Madrid, nacido el 6 de mayo de 1915 y que cumplió 109 años, constaté la fuerza vital con la que apagó las velas en su 109 aniversario. En Servando han influido mucho sus hábitos y estilos de vida saludables, es decir, su epigenética, ya que entre sus costumbres destacan: «dieta sana y equilibrada, en la cual toma un vino en la comida, ejercicios de gimnasia en la cama, para él el ejercicio físico es esencial y para ello camina una hora casi todos los días, tiene una actitud muy positiva y reza todos los días, ya que afirma tener mucha fe y ser católico».

También me ha llamado la atención que su tensión arterial estaba perfectamente controlada ya que tenía 140/70, su frecuencia cardiaca era normal, ya que estaba en 78 pulsaciones por minuto en reposo y su ritmo cardiaco es sinusal (normal), es decir, no tiene arritmias. Asimismo, observé que la saturación de oxígeno era de 97 y su colesterol en sangre estaba en 120. Todas estas características tan positivas le protegen contra cualquier tipo de evento cardiovascular, como ictus e infarto.

A lo largo de mis conversaciones, Servando ha mostrado en todo momento que sus facultades mentales están conservadas y que se encuentra con ganas de llegar a los 120 años. Por otro lado, su piel refleja su historia vital, su buen estado anímico y unos hábitos sanos. Su nieto que es farmacéutico, le facilita cremas y pude constatar que está muy bien hidratado. Eso sí, toma una pastillita para dormir. También me llamó la atención que un hematoma producido en una parte de la cara tras una caída se haya reabsorbido y resuelto en tan solo dos días.

Curiosamente, ha sido asmático hasta los 48 años pero en la actualidad no tiene ningún síntoma relacionado con el asma. Tan solo encontré un déficit de vitamina D, pero es algo muy habitual en el 70 % de la población general y que para solucionarlo toma habitualmente suplementos pautados por su médico de cabecera. Sus dos hijos, Javier de 75 años y Begoña de 81 años, hacen turnos y le tienen muy bien cuidado.

Prudencia, a sus 109 años, es otro de los grandes tesoros de Castilla-La Mancha, es de costumbres sanas, con dieta equilibrada, le encanta bailar, se mantiene mentalmente muy activa con pensamientos positivos y participa en el programa de TV *En Compañía*, dirigido por los excelentes periodistas Ramón García y Gloria Santoro. Esta gran conexión social la mantiene joven de espíritu y con una edad biológica veinte años inferior a su edad cronológica.

En mis investigaciones también entrevisté a Josefa Navas que tiene 107 años (nació el 11 de febrero de 1917), y he podido constatar que en su buen estado de salud han influido mucho sus hábitos y estilos de vida saludables, es decir, su epigenética, ya que entre sus costumbres destacan: dieta sana y equilibrada, camina un rato todos los días, vive tranquila en su salita de la televisión y tiene mucha paz mental, se pasa horas contemplando el retrato de su hermano, el admirable padre Villalobos pintado por Sotomayor en 1948, gran pintor gallego. Josefa me trasladó que tiene mucha fe en Dios, que reza todos los días y que cuando su hermano el «Padre Villalobos» era el sacerdote de la basílica de Jesús de Medinaceli en Madrid, acudía todos los domingos a la celebración de su misa y que siempre cantaba ya que formaba parte del coro. De hecho, tiene una voz maravillosa, canta muy bien y sabe recitar poesías.

A lo largo de la entrevista clínica, doña Josefa afirmó que se siente bien y pude mantener una conversación normal, mostrando en todo momento que sus facultades mentales están conservadas. Además, está contenta de vivir y se encuentra con ganas de llegar sana a los 120 años. Por otro lado, su piel refleja su historia vital, su buen estado anímico y unos hábitos sanos. Sus tres nietos la cuidan con esmero y afirman que es muy nerviosa, pero vive muy tranquila, se levanta y camina sola cuando tiene que ir al cuarto de baño. También me llamó la atención que, a pesar de haber perdido la visión del ojo izquierdo, a los tres años, de una patada de un caballo, no tiene secuelas ni traumas.

Por otro lado, su nieta Chus me contó que cuando tenía 90 años se rompió la cadera, la llevaron al hospital y se la reemplazaron sin ningún tipo de problema y que nunca se queja de nada, ya que vive sin ningún tipo de dolor.

También observé que es hiperdelgada, su tensión arterial está perfectamente controlada ya que tiene 130/65, su frecuencia cardiaca es normal, ya que está en 59 pulsaciones por minuto en reposo y su ritmo cardiaco es sinusal (normal), es decir, no tiene arritmias. Eso sí, es muy disciplinada y toma todos los días una pastilla para la tensión arterial. Estas óptimas condiciones la protegen contra cualquier tipo de evento cardiovascular, como ictus e infarto. En definitiva, Josefa, que ha superado la Primera y Segunda Guerra Mundial, una guerra civil y dos pandemias, está muy sana, con ganas de vivir y de cabeza está muy bien.

He tenido el grato honor de estudiar a Alfonso Bullón de Mendoza, marqués de Selva Alegre, que ha cumplido 101 años. Fue catedrático de historia y se ocupó muchos años de las actividades culturales de la Real Gran Peña, el club madrileño con más solera. A lo largo de mi investigación pude observar que su memoria y actividad mental estaban inmaculadas, camina con cierta soltura ayudado de un bastón, es una persona con sólidos principios y valores, vive con fe y espiritualidad, gran paz interior y con un nivel intelectual admirable. Tiene costumbres muy sanas, es delgado, no fuma y realiza una dieta equilibrada con restricción de sal y azúcar. Por su patrón de comportamiento, intuyo que está en condiciones óptimas para llegar a ser supercentenario.

Siguiendo con mi *tour*, en esta ocasión he entrevistado a la popularmente conocida como «Doña Manolita», famosa y preferida por españoles y turistas, por haber repartido más de 80 premios gordos de Lotería de Navidad. Doña Manolita en sus comienzos no dudó en desplazarse hasta Zaragoza a pedirle a la Virgen del Pilar un poco de ayuda divina. Aquellos décimos fueron premiados en el sorteo de Navidad. Pero cuando hablamos de Doña Manolita, en realidad se trata de la duquesa de Montealegre, María Dolores Bermúdez de Castro, propietaria de la mítica administración de loterías Doña Manolita que estuvo al frente más de 50 años, donde comprar un décimo tiene una probabilidad más alta de que sea un número ganador precisamente por la aureola de suerte que ha impregnado la duquesa de Montealegre con su carisma y talismán.

Con respecto a su longevidad, considero que en María Dolores Bermúdez de Castro, que en unos meses cumplirá 100 años, han influido mucho sus hábitos y estilos de vida saludables, es decir, su epigenética, ya que entre sus costumbres destacan: una dieta sana y equilibrada, pasea todos los días, le encanta bailar, mentalmente es muy activa y alegre. Eso sí, tiene una fe inmensa y nunca fumó. Es delgada y camina con mucho equilibrio y gran soltura, algo que pude observar las veces que me convidó a almorzar en el Club Puerta de Hierro.

Por otro lado, la piel de su rostro refleja su admirable historia vital, su buen estado anímico y unos hábitos sanos.

María Dolores sigue siendo una mujer de bandera y su legado más valioso es su derroche de suerte, amor y cariño.

Con este *tour* de entrevistas clínicas a las personas más longevas del mundo he tenido la gran gratificación de recibir de un familiar el siguiente mensaje de WhatsApp:

Qué belleza mi querido Manuel y qué muestra de amor a la Humanidad y a tu profesión. Te admiro mucho por esas grandes cualidades que posees; dedicación, empeño, amor a los pacientes y no pacientes y sobre todo tu entrega a la investigación para que podamos llegar a vivir 120 años. Sin dejar de reconocer tu entrega a Dios nuestro Señor que es quien te guía, ilumina y protege para que puedas continuar haciendo esa gran labor humanitaria. Un besito mi Manuel y sabes que te queremos y bendecimos cada día.

Beatriz

Este tipo de apoyos son el acicate para seguir investigando y no tengo más que palabras de agradecimiento para los hijos y nietos de los supercentenarios y centenarios, que me han abierto su corazón y me han permitido revelar sus datos y secretos, ya que consideran que esto ayudará a la humanidad para vivir más y mejor.

El paradigma de los centenarios vivos es Betty Brusseel, que ha logrado tres récords mundiales como nadadora en la categoría de más de 100 años. Esta holandesa afincada en Canadá que nació en julio de 1924 sigue entrenándose dos veces por semana en la piscina y el resto de los días sale a caminar.

Otro arquetipo de mente activa es Mariano Sanz, que a sus 91 años acaba de graduarse en ADE en la facultad de Ciencias Económicas y Empresariales de la Universidad Complutense de Madrid. Mariano tiene muy claro que: «todo el mundo puede ser lo que quiere ser si se lo propone. Tardará tiempo, les costará trabajo, sacrificio, pero se puede llegar».

Lo mismo ocurre con Miguel Ángel Gallo, que a los 90 años ha terminado la carrera de Bellas Artes en la Universidad de Barcelona.

Estos casos reales son la constatación de que la edad no es un obstáculo para alcanzar un sueño.

En resumen, el denominador común de todos los centenarios es que tienen un pensamiento positivo, una mente activa, ganas de vivir, no fuman, son flacos y flacas, cuidan su alimentación, basada en productos de la tierra, como frutas y verduras, que aportan pocas calorías y muchos nutrientes. Suelen caminar todos los días, dar paseos o incluso bailar, evitan el estrés emocional, tienen buenos hábitos de sueño, no se rodean de personas tóxicas, viven con fe, serenidad y espiritualidad, tienen sentido del humor, viven con gran conexión social y se sienten útiles hasta el último día.

En el diccionario de los supercentenarios no existen los verbos «criticar» ni «envidiar». Ante personas con esta actitud no te distraigas que rescato a mi hidalgo favorito Don Quijote, para que le diga a Sancho: «Dejad que los perros ladren, es señal de que cabalgamos».

Este patrón de comportamiento de las personas centenarias y supercentenarias me ha servido como uno de mis referentes para escribir esta guía.

Mi deseo es que algún día se declare a los centenarios y supercentenarios Patrimonio de la Humanidad.

La historia de las personas más longevas del mundo

Numerosos sistemas filosóficos a lo largo de la historia han buscado la inmortalidad y han indagado en el mito de la fuente de la eterna juventud. Algunos sugieren que esta juventud eterna se alcanza por medio de la búsqueda de la sabiduría y el dominio del cuerpo. Otros postulan la existencia de sustancias que detienen el deterioro biológico del organismo.

Este patrón de comportamiento de las personas supercentenarias me ha servido como uno de mis referentes para escribir esta guía. Siempre me ha sorprendido que hasta el año 1900, la esperanza de vida estuviera estancada y se viviera solo en torno a los 30 años. Sin embargo, desde entonces la esperanza de vida en los países longevos prácticamente se ha triplicado. De hecho, en la actualidad la esperanza de vida es de 84,10 años en Japón y de 84 años en España y Corea del Sur, por poner solo algunos ejemplos. Ocurre todo lo contrario en la República del Chad (África central), donde viven de media hasta los 53 años.

Me llama poderosamente la atención que las personas más longevas de la historia hayan sido la francesa Jeanne Calment, una mujer que mantuvo una vida muy activa y vivió hasta los 122 años; la japonesa Kane Tanaka, que vivió hasta los 119 años; la americana Sarah Knauss, que murió a los 119, y la monja francesa Lucile Randon, que falleció a los 118 años.

Jeanne Calment es un mito en Francia por batir el récord Guinness al llegar a la edad de 122 años y 164 días. Nació el 21 de febrero de 1875 y falleció el 4 de agosto de 1997. Creció en el seno de una familia burguesa en el sur de Francia, conoció a Vincent Van Gogh, y observó cómo se construía la Torre Eiffel.

Su estilo de vida larga y saludable desafió los límites conocidos del envejecimiento y representa un valioso modelo de estudio sobre la longevidad y la buena salud en las etapas avanzadas de la vida. Entre sus costumbres sanas destaca que practicó esgrima hasta los 85 años y pudo montar en bicicleta hasta los 100 años. También caminó sin necesidad de usar bastón hasta los 114 años y bebía una copa de vino en las comidas todos los días. Calment también tomaba aceite de oliva en casi todo lo que comía y le gustaba mucho el chocolate. Sabía mucho de cocina, arte y danza. Asimismo, tenía una gran vida social. Se pasaba la mayor parte del tiempo asistiendo a actos sociales y conociendo gente nueva, sobre todo porque «la gente organizaba bailes en casa». Disponía de mucho tiempo libre, no tenía excesivas preocupaciones ni tampoco aprietos económicos.

Estoy plenamente convencido de que todas sus buenas costumbres han influido positivamente en su larga vida y que además resulta obvio que era portadora de variantes genéticas asociadas a la longevidad. Un símbolo de longevidad que traspasa fronteras y despierta la admiración e inspiración de todo aquel que conozca su historia.

Entre los hombres más longevos del mundo, destacan el japonés Jirôemon Kimura, que vivió hasta los 116 años, y el extremeño Francisco Núñez Olivera, que acaba de fallecer con 113 años. De las cien personas supercentenarias más longevas de todos los tiempos, solo cinco son hombres. Iris Apfel, la centenaria con más éxito mundial, icono de la moda, falleció con 102 años el 2 de marzo de 2024. Contaba con más de tres millones de seguidores en Instagram.

En el ranking mundial, las mujeres viven entre cuatro y ocho años más que los hombres. De hecho, las personas vivas más longevas del mundo son mujeres, que forman parte de una selecta y larga lista de supercentenarias acreditada por Gerontology Research Group, entidad que se encarga de verificar las personas que han cumplido 110 años.

Ranking de supercentenarios vivos (Junio de 2024)*

Maria Branyas Morera	España	117 años
Tomiko Itooka	Japón	116 años
Inah Canabarro Lucas	Brasil	116 años
Elizabeth Francis	Estados Unidos	114 años
Ethel Caterham	Reino Unido	114 años
Okagi Hayashi	Japón	114 años
Masa Matsumoto	Japón	114 años
Charlotte Kretschmann	Alemania	114 años
Ina Okazawa	Japón	114 años
Hisako Shiroishi	Japón	114 años
Marie-Rose Tessier	Francia	114 años
Mine Kondo	Japón	113 años
Naomi Whitehead	Estados Unidos	113 años
Claudia Baccarini-Baldi	Italia	113 años

* Fuente: https://www.grg-supercentenarians.org/world-super-centenarian-rankings-list/

Lucia Laura Sangenito-Abbondandolo	Italia	113 años
Fujiko Mihara	Japón	113 años
Masu Usui	Japón	113 años
Andrée Bertoletto	Francia	113 años
Erna Brosig	Alemania	113 años
Crescencia Galán	España	110 años

Las zonas azules

En el mundo, alrededor de 700.000 personas pasa ya de los 100 años, especialmente en las llamadas zonas azules (Blue Zones).

Las zonas azules son cinco lugares del mundo donde la gente vive más que la media. Regiones donde viven los centenarios, y esto significa que en estas zonas las personas llegan a vivir más de 100 años.

El investigador de *National Geographic* Dan Buettner identificó estas cinco zonas y se ha dedicado a estudiar los patrones de vida en estas áreas geográficas: Cerdeña (Italia), la isla de Okinawa (Japón), la isla de Icaria (Grecia), Loma Linda (California) y la península de Nicoya (Costa Rica). Para facilitar su estudio tuvo que limitar el número de lugares, y seleccionó zonas en las que observó historias extraordinarias, sin embargo, hay otros lugares del mundo que podrían ser considerados zonas azules.

Aunque Buettner las haya popularizado con libros y documentales en Netflix, el concepto de zona azul nace de un estudio demográfico realizado por los investigadores Gianni Pes y Michel Poulain sobre la longevidad de la población anciana de Barbagia (Cerdeña), en Italia. El estudio se publicó en 2004 en la revista *Experimental gerontology*.

Mientras que Cerdeña se distingue por la larga vida de los varones, en Okinawa son las mujeres quienes alcanzan una edad más avanzada. En Icaria se observan los menores índices de demencia senil entre su longeva población. Por otro lado, en Nicoya, en un estudio realizado por las universidades de California y Costa Rica, se descubrió que sus habitantes tienen los telómeros más largos, lo que implicaría que son 20 años más jóvenes de lo que les corresponde. Por su parte, en Loma Linda llevan una dieta básicamente vegetariana que eleva su esperanza de vida 10 años por encima del resto.

Las zonas azules tienen en común una filosofía de vida basada en cuatro factores principales: una alimentación sana y equilibrada, la práctica de una actividad física regular, una mejor gestión del estrés y una cultura que valora mucho las relaciones sociales. Estas zonas se caracterizan por unos hábitos y estilos de vida que siguen batiendo todos los récords de longevidad.

En estas comunidades se toman pocas proteínas, las cuales proceden principalmente del pescado o los vegetales. Además, se suelen practicar periodos cortos de ayuno varias veces al año. Comen sin llegar a la saciedad, solo hasta el 80 % de nuestra capacidad en un momento dado y tienen una dieta equilibrada que incluye muchas verduras, legumbres y frutas.

Su principio fundamental es comer una gran cantidad de verduras frescas, idealmente de los huertos y mercados locales, que es esencial para garantizar la longevidad. En Okinawa, por ejemplo, la mayoría de las personas cultivan en sus jardines vegetales como el melón amargo y las batatas. Los hongos shiitake, las algas, el tofu, el arroz integral, la cúrcuma y los frijoles, incluyendo las habas, la soja y las lentejas, son la piedra angular de la mayoría de las dietas centenarias. La carne se consume un promedio de solo cinco veces al mes.

Las personas en las zonas azules beben vino tinto de manera moderada y regular. El truco es beber uno o dos vasos al día, y no hacer excesos los fines de semana.

Los centenarios sanos suelen mantener niveles bajos de estrés gracias a una variedad de prácticas que incluyen tener un sistema de apoyo social sólido. El estrés crónico produce un desgaste gradual en el cuerpo, ya que se ha demostrado que aumenta la ansiedad, el insomnio, la presión arterial alta e incluso debilita nuestro sistema inmunitario, como veremos más adelante.

Asimismo, comparten otra práctica comunitaria insospechada: son aficionados a la jardinería y la siguen practicando aún a sus 90 años y más.

En este sentido, quiero destacar que, si cultivamos un huerto, estamos haciendo algo de actividad física de baja intensidad la mayoría de los días y tendemos a realizar ejercicio físico de forma rutinaria. Y es que practicar jardinería, aun en pequeños espacios verdes urbanos, tiene unos beneficios similares a hacerlo en el campo.

De hecho, un estudio de Harvard demostró que las

personas que estaban rodeadas de vegetación vivían más tiempo y estaban menos estresadas.

Otro aspecto relevante es que los habitantes de Okinawa valoran el concepto de *yuimaru*, que significa «tener un alto nivel de conexión social». El sentido de conexión con otras personas es importante, pero también lo es la conexión individual con la naturaleza, es decir, crear lazos comunitarios más estrechos y actividades al aire libre. A esta característica se me ha ocurrido llamarla «pensar en verde», como veremos más adelante.

Características de las zonas azules

Dieta saludable	Alto consumo de frutas, verduras, legumbres y cereales integrales y consumo moderado de proteínas, principalmente de pescado y aves.
	Restricción de carne roja y alimentos procesados.
	Aceite de oliva como principal fuente de grasa saludable.
Actividad física regular	La mayoría de las personas realizan actividad física diaria, ya sea a través del trabajo, la jardinería, caminar o ir en bicicleta y no se enfocan en el ejercicio intenso, sino en la actividad constante y moderada.

Entorno social fuerte	Fuerte sentido de comunidad y apoyo social.
	Redes familiares y sociales sólidas que brindan apoyo emocional y práctico.
	Participación activa en la vida social y cultural de la comunidad.
Entorno natural	Las zonas azules se encuentran en lugares con un entorno natural y aire puro. Las personas tienen acceso a espacios verdes y naturaleza.

Los centenarios exitosos de estas comunidades ponen a sus familias por delante. Mantienen sólidas relaciones interpersonales. Esto significa mantener a los padres y abuelos longevos cerca del hogar y además sienten que pueden confiar en sus vecinos: «La conexión social tiene un mayor impacto en la salud y la longevidad».

Las personas más longevas del mundo eligieron o nacieron en círculos sociales que apoyaban conductas saludables. Los habitantes de Okinawa crearon grupos de «*moais*», grupos de cinco amigos que se comprometieron entre sí de por vida. También se comprometen con una pareja de por vida e invierten en sus hijos tiempo y amor.

El punto de mira de la comunidad científica está puesto en Galicia, y muy especialmente en Ourense, donde sus centenarios se encuentran entre los más longevos del mundo. Prueba de ello es Esperanza Cortiñas, que ha cumplido 107 años y es una gran aficionada al baile, que suele practicar dos veces por semana en su ciudad natal. En toda Galicia hay 2.039 centenarios y precisamente una sociedad científica liderada por dos admirables investigadores. Se trata de José María Failde y María Dapía, presidente y secretaria general de la Sociedad Gallega de Gerontología y geriatría, que están haciendo un trabajo de gran rigor con la Xunta para convertir Galicia en Zona Azul.

Por otro lado, he descubierto que Castilla-La Mancha es otro yacimiento de centenarios y supercentenarios y goza de un ecosistema especial que tiene unas condiciones óptimas para ser candidato a Zona Azul.

En términos generales, España, con sus más de 20.000 centenarios, es uno de los países con más longevos del mundo y muchas de sus zonas geográficas podrían reunir los requisitos para ser declaradas Zona Azul.

Todas las personas en las zonas azules tienen en común que viven su vida con intención y propósito. Tienen una razón de ser: los costarricenses lo llaman «plan de vida», mientras que los okinawenses lo llaman *ikigai* o, lo que es lo mismo, un proyecto vital, es decir, para qué me despierto cada mañana. En Cerdeña, los ancianos a menudo asumen el papel de cuidadores de niños. Un estudio de 2008 de más de 43.000 japoneses encontró que no tener *ikigai* estaba relacionado con un 60 % más de riesgo de morir por enfermedad cardiovascular. Por el contrario, conocer el sentido del propósito de vida se traduce en un aumento de la esperanza de vida.

En las zonas azules se encuentran los mismos paralelismos: tranquilidad, vida activa y armonía en el entorno. Los centenarios participan en prácticas espirituales que

imprimen un sentido de arraigo y pertenencia. Espiritualidad puede ser o no sinónimo de religión, ya que se puede
adoptar en forma de espíritu solidario realizando actos de
altruismo. En 2009, investigadores de Loma Linda y Aus-
tin, Texas, descubrieron que era la fe lo que impulsaba sus
hábitos saludables y su bienestar emocional.

En resumen, las características de las zonas azules nos
ofrecen una valiosa perspectiva hasta tal punto que adoptar sus hábitos y estilos de vida puede contribuir a aumentar nuestra esperanza de vida de 10 a 12 años.

Los nueve hábitos saludables que practican en estas
comunidades son:

- Mantenerse activo.
- Tener una visión positiva.
- Adoptar una alimentación basada en vegetales.
- Seguir la regla del 80 %, es decir, dejar de comer
  cuando el estómago está lleno al 80 % de su capaci-
  dad.
- Cultivar relaciones sociales.
- Implementar medidas de relajación.
- Realizar ejercicio físico.
- Priorizar a los seres queridos.
- Pertenecer a una comunidad espiritual.
- Tener un propósito diario.

El estilo de vida de las zonas azules no es exclusivo y
puede ser adaptado al consumo diario de cualquiera que
desee una buena salud.

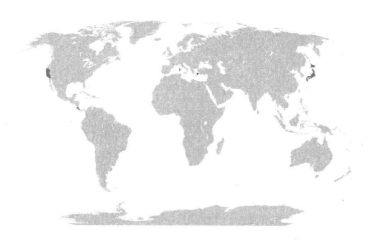

En este sentido, resulta admirable la contribución de la Universidad de Harvard, presidida por el reputado doctor Alan Garber, que se ha tomado muy en serio ayudarnos a comer bien, ya que sus expertos en nutrición han apostado por alimentos frescos y de temporada, como buenos antiinflamatorios y antioxidantes y sus estudios publicados sobre longevidad son un referente mundial.

Ciudades emocionales

La longevidad debe ir acompañada de un buen estado de ánimo, el cual depende fundamentalmente de niveles altos de neurotransmisores: endorfinas, serotonina, dopamina y oxitocina, que son los grandes protagonistas de nuestro estado de bienestar. Su liberación aumenta con el ejercicio físico y escuchando música, entre otras cosas.

La risa, las caricias, los besos y los abrazos estimulan a

su vez la descarga de estas sustancias conocidas como «hormonas de la felicidad». En este sentido, también contribuye la ingesta de alimentos ricos en triptófano, un precursor de la síntesis de serotonina.

A veces me encuentro con personas que han cumplido 60 años, a las que hace un tiempo que no veía. Algunas han dado un gran bajón, ya sea provocado por una enfermedad, por no interesarse en absoluto por su salud o, en muchas ocasiones, porque han traspasado la línea roja de los conflictos emocionales. En estas situaciones, acuérdate de Mario Benedetti, poeta uruguayo, que decía: «el perdón es un puñado de sentimientos que a veces nos acaricia cuando el alma llora».

Nuestra mente es paleolítica y, por tanto, psicológicamente no estamos preparados para afrontar de forma crónica muchos conflictos, y cuando estos nos desbordan pueden conducirnos a un agotamiento psicosomático, que es la última fase del estrés. En esta fase aparecen numerosas manifestaciones clínicas, como veremos más adelante.

Un consejo: aléjate de cualquier tipo de conflicto y recuerda que «es mejor tener paz que tener la razón». Y recuerda siempre a Maria Branyas que con su sabiduría, a sus 117 años, recomienda alejarse de la gente tóxica.

Por este motivo, está en auge el concepto de *slow cities* o ciudades lentas, alejadas del estrés y del mundanal ruido. La Unión Europea ha financiado un proyecto piloto llamado eMOTIONAL, en el que ha invertido 5 millones de euros, para convertir doce ciudades en «ciudades emocionales», ya que se considera que el ritmo frenético de vida que llevamos necesita una adaptación para frenar los casos de desequilibrios psicológicos.

Las ciudades emocionales se caracterizan por ser unas zonas zen donde la convivencia sea agradable, con un estilo de vida cero estresante y una arquitectura diseñada para favorecer la paz mental.

El método usado por la Unión Europea para este estudio está basado en la neurociencia, la inteligencia artificial y el *big data*. Las ciudades piloto elegidas son Lisboa, Londres, Copenhague y Michigan, entre otras, y este proyecto europeo busca entender la relación entre las emociones y el entorno urbano, para mejorar la calidad de vida de los ciudadanos.

Genes y epigenética

Si queremos entender la longevidad, debemos saber que tiene como determinantes, por un lado, 20.000 genes y, por otro, la epigenética, es decir, los hábitos y estilos de vida que influyen en la expresión de los genes. Es esencial conocer nuestro genoma humano para saber la predisposición genética que hemos heredado para sufrir determinadas enfermedades, y es algo que explicaré más adelante, en el capítulo 4.

Características de las zonas azules

Manejo del estrés	Prácticas para reducir el estrés, como meditación, oración, yoga o pasar tiempo en la naturaleza.
	Actitud positiva y enfoque en el bienestar mental.
Propósito de vida	Sentido de propósito y significado en la vida.
	Razones para levantarse por la mañana y sentirse motivado.
	Participación en actividades que apasionan y aportan valor.
Descanso adecuado	Priorización del sueño y descanso como parte fundamental de la salud.
	Siesta regular en algunas culturas.
	Hábitos de sueño regulares y horarios consistentes.
Restricción calórica	No comer hasta el punto de sentirse lleno, sino hasta estar satisfecho.
	Practicar la «regla del 80 %», por la que se deja de comer cuando el estómago está lleno al 80 %.
Consumo moderado de vino tinto	Consumo moderado de vino tinto (2-3 copas máximo), especialmente con las comidas. Se evita el consumo excesivo de alcohol.
Vida activa	Las personas permanecen activas y trabajan hasta edades avanzadas. Se mantiene la actividad física y mental.

25 % nuestros genes, 75 % hábitos y estilos de vida

Hasta un 25 % de la longevidad se puede explicar por factores genéticos. Esto se ha observado en un estudio de longevidad con gemelos univitelinos y, por tanto, genéticamente idénticos. Por otro lado, el 75 % de la longevidad se determina por factores ambientales, hábitos y estilos de vida. Aunque los mecanismos moleculares del envejecimiento que subyacen tanto en factores genéticos como ambientales son los mismos.

Tenemos muy claro que hay genes que se expresan en la longevidad, como el gen Matusalén. Sin embargo, en la expresión de los genes influye el epigenoma, es decir, nuestra capacidad de influir en los factores desencadenantes.

Si conocemos nuestro genoma humano sabremos la predisposición genética que hemos heredado para sufrir determinadas enfermedades.

La expresión de los genes está determinada por una alimentación sana, saber afrontar el estrés crónico, evitar sustancias tóxicas, huir de los conflictos emocionales, realizar ejercicio físico, controlar la tensión arterial y mantener bajas las fracciones de colesterol más aterogénicas como el colesterol LDL (el malo) y la lipoproteína (a).

Todos ellos son factores que influyen de manera decisiva en el epigenoma, es decir, en la expresión de los genes y, por tanto, en la longevidad y en la calidad de vida. Por este motivo, me he propuesto hacer un abordaje conceptual de cada uno de ellos en esta guía.

Inversiones megamillonarias

En estos momentos hay grandes proyectos de inversión en longevidad promovidos por los megamillonarios Elon Musk, Jeff Bezos, Larry Page, Peter Thiel y Larry Ellison, entre otros, destinados a descubrir la fórmula mágica que logre rejuvenecernos y revertir los múltiples mecanismos del envejecimiento.

Compañías como Calico de Google, Altos Labs de Amazon, Alkahest, AgeX Therapeutics, LyGenesis, entre muchas otras, invierten en investigación en longevidad extrema, con el objetivo de retrasar el envejecimiento e incluso revertirlo.

En busca de la fórmula mágica

Una de las investigaciones actuales se centra en los «senolíticos» que son principios activos que pueden modificar la actividad genética y retrasar el proceso de envejecimiento celular; y que, en suma, regulan la longevidad. Se trata de moléculas que podrán llegar a alargar al menos un 50 % la esperanza de vida. Muchos senolíticos están en la actualidad en distintas fases de investigación y, más pronto que tarde, serán candidatos a fármacos.

La I+D biomédica tiene 8.000 moléculas en ensayos

clínicos que abrirán nuevos caminos para el abordaje eficaz de multitud de enfermedades. Por otro lado, la terapia de reemplazo de hormonas, como la testosterona, estradiol y progesterona, entre otras, nos permiten recuperar el equilibro hormonal y rejuvenecer.

Por lo que se refiere a los tratamientos con células madre, se están utilizando en numerosas aplicaciones terapéuticas, con buenos resultados clínicos en medicina regenerativa, hasta tal punto que hoy representan el tratamiento más efectivo para reparar tejidos y órganos, o reinstaurar funciones alteradas, así como para curar múltiples enfermedades y, por tanto, rejuvenecer nuestro organismo, lo que conlleva vivir más y mejor.

El foco está puesto en los estudios de terapia génica con una enzima, la telomerasa, ya que se logra el alargamiento y reparación de los telómeros, que son un elemento clave para retrasar el envejecimiento. Sus descubridores Blackburn, Greider y Szostak, fueron distinguidos con el Premio Nobel de Medicina.

Por otra parte, se están realizando estudios experimentales de terapia génica con Klotho, también llamado «proteína antienvejecimiento», una sustancia que segrega el riñón y que influye en el retraso del envejecimiento. Por último, los conocidos popularmente como «cambios de sangre» serán clave en la longevidad y, de hecho, hay estudios que han demostrado que cuando a las ratas longevas se les reemplaza su plasma sanguíneo por el de ratas jóvenes, se observa cómo corren más rápido a buscar el alimento, como veremos más adelante.

Anticiparse a la muerte súbita

El conocimiento es el mejor antídoto de la muerte súbita, máxime cuando afecta sobre todo a las personas jóvenes. Los ciudadanos no se sienten vulnerables porque desconocen los riesgos a los que están expuestos. La muerte súbita es la aparición repentina e inesperada de una parada cardiaca en una persona que aparentemente se encuentra sana y en buen estado de salud. Su principal causa es una arritmia cardiaca llamada fibrilación ventricular, que hace que el corazón pierda su capacidad de contraerse de forma organizada, por lo que deja de latir. De ahí la importancia de la creación de zonas cardioprotegidas, con desfibriladores.

Un diagnóstico precoz con pruebas de imagen y estudios genéticos que permitan anticiparnos es fundamental para evitar este tipo de eventos, y esto lo podemos aprender en el capítulo 14, «Cuidando el corazón».

El cáncer se puede curar

Según la American Cancer Society, uno de cada tres ciudadanos puede llegar a sufrir un cáncer y su curación depende mucho de un diagnóstico precoz.

En etapas tempranas se están logrando grandes resultados clínicos con tratamientos innovadores como la inmunoterapia y la protonterapia.

Por poner un ejemplo: la nueva inyección subcutánea de atezolizumab, un tratamiento en dosis subcutáneas de solo 4-8 minutos, permitirá tratar distintos tipos de tumores de pulmón, hígado, vejiga y mama. Esta opción, más flexible para los pacientes y de gran eficacia clínica, permitirá además descongestionar hospitales, ya que podrá administrarla un profesional sanitario, en un entorno de atención primaria o en el domicilio del paciente, siempre que sea posible y en el marco regulatorio de cada país.

Otro ejemplo de terapia innovadora es la protonterapia, una opción terapéutica de gran precisión y eficacia, muy indicada en determinados tipos de tumores y que, asimismo, requiere una selección adecuada del paciente.

En este contexto tienen un papel fundamental los marcadores tumorales, que son sustancias habitualmente producidas por las células tumorales, que se encuentran en la sangre, la orina y otros fluidos corporales.

Estos marcadores se pueden detectar en el laboratorio a través de una muestra de sangre u orina. Los más utilizados son Cea, CA 15-3 (mama), CA 19-9 (colon, pulmón, páncreas y mama), PSA (próstata), CA 12-5 (ovarios y linfomas), Cyfra 21-1 (pulmón), CA 72-4 (estómago), BTA (vejiga), tiroglobulina y calcitonina (tiroides), AFP y HCG (testículos, ovarios), entre otros.

Desde mi punto de vista debería universalizarse este tipo de test para su inclusión habitual en nuestros chequeos médicos, lo que permitiría un diagnóstico y tratamiento precoz de la población.

Los marcadores tumorales apoyados por pruebas de imagen como ecografía, mamografía, TAC, resonancia, PET-TAC y PET-RM contribuyen de forma decisiva a un diagnóstico y abordaje terapéutico precoz y, en definitiva, a la curación del cáncer.

El chip cerebral

Llevo varios años siguiendo muy de cerca los trabajos de los investigadores y neurocirujanos de Neuralink, la compañía de Elon Musk, que acaba de lanzar Telepathy. Más conocido como el «chip cerebral», es un dispositivo del tipo interfaz cerebro-ordenador que, una vez implantado en el cerebro, es probable que nos facilite conectarnos vía *bluetooth* a un ordenador. Está previsto que este chip aumente de forma exponencial la actividad cerebral, lo que permitirá curaciones imposibles hasta ahora.

Telepathy es el primer chip cerebral que se ha implantado dentro del cráneo de un ser humano vivo. Está compuesto por unos electrodos finísimos con los que estimula el cerebro y registra su actividad. Es un dispositivo con 1.000 electrodos que registra la actividad de la corteza cerebral. Se implanta en un procedimiento que apenas dura 25 minutos y lo grandísimo es que transmite información sin cables.

Lo mejor de todo es que detrás vienen los lanzamientos de todos sus competidores tecnológicos, entre los que destaca la potente compañía biotecnológica china Neura-

Matrix, que es tan solo la punta de lanza de la aportación que China realizará a la humanidad.

La República China está trabajando en silencio y con gran rigor y aspira a convertirse en la primera potencia mundial (menos en el terreno militar) y por ello está apoyando sin límites la investigación y ha contratado a grandes científicos para posicionarse en innovación y desarrollo biomédico, apostando por nanorrobots e inteligencia artificial. De hecho, ya ha puesto en marcha su primer hospital inteligente.

Por otra parte, existen otras tecnologías innovadoras como la estimulación magnética transcraneal profunda, que se aplica a través de un «casco». Este casco, mediante el uso de campos magnéticos, estimula o inhibe zonas profundas del cerebro, lo que permite modular los circuitos neuronales que pueden verse afectados en diferentes patologías.

Por otro lado, los neuroestimuladores son dispositivos, del tipo «marcapasos cerebral», que a través de unos cables implantados en el cerebro envían señales eléctricas a las áreas del mismo que controlan el movimiento, el dolor y el estado de ánimo, entre otros, y que tienen numerosas aplicaciones terapéuticas como el párkinson, la depresión y un largo etcétera.

En el abordaje de estas patologías también emergen con fuerza la aplicación de ultrasonidos como el HIFU, con el que se están logrando grandes resultados clínicos.

Tengo muy claro que todos estos dispositivos marcarán un punto de inflexión en la evolución de la especie humana.

Rejuvenecimiento facial

En mis investigaciones sobre los supercentenarios, he podido constatar que la piel es el reflejo de nuestra historia vital. Todo lo que somos, deja huella en ella, y delata nuestro estado de salud, hábitos y nuestro propio estado anímico. Por ello una imagen vale más que mil palabras y las videollamadas desvelan el aspecto facial que realmente tenemos. Esta situación ha puesto en auge los tratamientos faciales antiedad a base de infiltraciones de células madre, vitaminas, ácido hialurónico y factores de crecimiento ricos en plaquetas, entre otros.

Otro de los secretos, y una de mis terapias favoritas, es el rejuvenecimiento facial con radiofrecuencia y/o láser o los mismos *peelings* químicos, para recuperar las propiedades de una piel joven.

El *resurfacing* cutáneo consiste en la formación de una piel nueva tras la eliminación de la existente. Con la renovación cutánea desaparecen los signos propios del envejecimiento como las arrugas, las cicatrices y la flacidez. De esta manera se produce una regeneración facial y la nueva capa de piel presentará un color y textura mucho más uniforme. Y el nuevo colágeno con el que se forma aportará firmeza y tensión.

En definitiva, cada vez más se están utilizando técnicas mínimamente invasivas como los ultrasonidos para retocar la nariz o el láser en rejuvenecimiento vaginal, que permiten quitarse algunos años y proyectar una imagen más saludable. La clave en este caso reside en saber ponerse en buenas manos y elegir correctamente a especialistas médicos que sean reconocidos por las sociedades científicas.

La cultura del envejecimiento saludable

En el mundo hay unos 143 millones de personas mayores de 80 años y, por tanto, la jubilación abre una esperanza de vida de treinta o cuarenta años más.

La clave para superar bien los 80 años es no perder la ilusión y para ello es necesario seguir teniendo proyectos, sueños e ilusiones y no mirar al pasado, sino al futuro, tratando de proyectarse en actividades nuevas.

La salud física, mental y emocional es el pilar principal para un envejecimiento saludable. Como dice la admirable psicóloga y autora best seller Laura Ferreiro, «las personas que han aprendido a cuidar su salud son más felices, al sufrir menos enfermedades y tener una percepción más positiva sobre su longevidad».

Asimismo, las personas que ponen el foco de atención en el presente muestran un mayor nivel de salud y bienestar que aquellas que se centran en el pasado.

Las personas que tienen una percepción positiva sobre su envejecimiento tienen una capacidad funcional mayor, son más activas. Si perciben que tienen más experiencias positivas, se sienten más satisfechas.

Cuando eres joven estás lleno de posibilidades; cuando eres mayor, estás lleno de realidades, y es cuando hacemos un balance existencial. Como dice el doctor en psiquiatría Enrique Rojas: «La felicidad consiste en tener salud y mala memoria. Ser capaz de olvidar las cosas negativas del pasado es salud mental. Uno se hace mayor cuando cambia sus ilusiones por sus recuerdos. Hay que vivir con proyectos, algo por lo que luchar y algo a lo que aspirar».

Otro aspecto clave es que «las personas mayores no deben dejar de hacer cosas, sobre todo actividades intelectuales, que nos hagan pensar y mantener el cerebro activo», como afirma Antonio Garrigues Walker, muy alineado con el perfil de los supercentenarios.

Por otro lado, debemos aprender, a medida que envejecemos, a mantener la soledad no deseada a raya, y para ello hay que tener una actitud proactiva, adoptando rutinas y participando activamente en actividades lúdicas.

La soledad es una auténtica pandemia. El aislamiento social entre los adultos jóvenes es un problema en auge. El 30 % de las mujeres y el 20 % de los hombres afirman sentirse solos. Se está combatiendo a través de plataformas con aplicaciones tecnológicas basadas en algoritmos y test de personalidad que permiten identificar a personas afines y compatibles con el fin de fomentar encuentros presenciales entre ellas.

Por otro lado, los teléfonos de la esperanza que se ponen en marcha son un lugar de conexión humana.

Para afrontar este tipo de situaciones, se ha puesto en marcha en Madrid una experiencia piloto con TEMI, un robot de ayuda domiciliaria para personas que viven solas. Esta iniciativa innovadora simboliza la futura universalización del uso de robots que trabajan con sistemas complejos capaces de realizar tareas más allá de la capacidad humana.

Sin embargo, para afrontar la soledad no deseada, me encantó la experiencia que viví en la televisión de Castilla-La Mancha, en el programa *En Compañía*. Pude comprobar cómo Ramón García y Gloria Santoro, dos grandes periodistas con una extraordinaria calidad humana, pilotan un programa en el cual interactúan con personas longevas, logrando su conexión social y motivación.

De la misma manera me sorprendió gratamente Mariano Mariano con su programa *Mentes peligrosas* en Onda Cero de TeleMadrid. Mariano es un entusiasta de la longevidad y está realizando una admirable labor de difusión para transmitir las pautas adecuadas para alargar la vida. Con su capacidad de persuasión, Mariano ha logrado comprometer en este viaje hacia la longevidad a Rappel y José Mota, y por supuesto a mí mismo, entre otros.

Por último, me preocupa mucho el envejecimiento de la población laboral y su simbiosis con la jubilación activa, así como el descenso alarmante de la natalidad, un escenario que, unido a la longevidad, traerá consigo nuevas fórmulas legislativas.

La influencia de los sistemas sanitarios

Un sólido sistema sanitario humanizado es determinante en la longevidad de la población de su área de influencia.

Sin lugar a dudas, España tiene un sistema de salud robusto que ha logrado situar al paciente en el centro del sistema, ofreciendo una cobertura universal y una amplia cartera de servicios. Además, es líder mundial en trasplantes de órganos. En este sentido es un modelo paradigmático con visibilidad mundial.

Los tratamientos innovadores, los procedimientos terapéuticos tecnológicos y los sistemas sanitarios robustos lograrán que, en los próximos años, el crecimiento de la esperanza de vida sea exponencial y, por ello, estoy convencido de que en el año 2045 viviremos al menos 120 años.

El gran desafío para los 8.000 millones de humanos que habitamos en el planeta es el ambiente en el que nos desenvolvemos, con la amenaza de plagas bacteriológicas (virus), la influencia de los flujos migratorios, la exposición al estrés emocional, la contaminación del aire y los plaguicidas, entre otros. Estas situaciones adversas favorecen la adquisición de enfermedades y nos exponen a una muerte más temprana.

Tomando como base los hábitos de los supercentenarios, el modelo de vida de las zonas azules, el proyecto europeo de ciudades emocionales y los proyectos de investigación para alargar la vida, mi verdadera misión en esta guía será transferir los conocimientos adecuados que provoquen cambios en nuestro comportamiento, aprender a convertir en espontáneas las actividades que favorecen la longevidad y saber crear entornos propicios para este tipo de vida, así como que el lector pueda adquirir la capacidad de dominar las fórmulas que nos permitan alargar la vida libre de enfermedades.

2

Pensamiento positivo, mente activa y disciplina

La enfermedad es el resultado no solo
de nuestros actos, sino también de
nuestros pensamientos.

MAHATMA GANDHI

Crescencia Galán a sus 110 años y Loles León tienen un denominador común: son mentalmente imbatibles, y es un ingrediente esencial para alargar la vida libre de enfermedades. La actriz Loles León es para mí uno de los grandes paradigmas de pensamiento positivo y mente activa y por supuesto sentido del humor. Desde que tengo el placer de conocerla, ya hace más de 25 años, he observado esta admirable virtud, la cual nos ha permitido crear una profunda amistad basada en una alianza de sentimientos.

Me fascina la historia real de la *Sociedad de la nieve*, libro y película galardonados con numerosos premios, donde he podido constatar que «para sobrevivir perdidos en las montañas lo que separaba a los vivos de los muertos no es lo que llevaban en la mochila, sino en la mente».

Como nuestro propósito es vivir sanos 120 años tenemos que empezar por aprender a construir pensamientos positivos, a tener la mente abierta para adquirir nuevas habilidades y, por supuesto, desarrollar la disciplina, ya que, como veremos en este capítulo, en 21 días podremos conseguir moldear nuestros hábitos.

Las personas longevas tienen una actitud positiva y saben afrontar mejor las adversidades del día a día. Saben convertir los problemas en oportunidades para crecer interiormente y superarse a sí mismos. Todo ello insisto, adoptando una disciplina férrea.

Y mi pregunta es: ¿estás preparado para crear la vida que siempre has soñado? Yo creo que sí lo estás. Para ello te recomiendo que pienses más a menudo en lo que decía Christian Barnard, cuando realizó el primer trasplante de corazón del mundo: «La actitud positiva es la que nos conduce al éxito». El pensamiento positivo es una actitud mental que se centra en los aspectos positivos de la vida, incluso en los momentos difíciles. Se trata de una forma de ver las cosas que puede tener muchos beneficios para la salud mental y física.

Podemos elegir conscientemente nuestros pensamientos y para ello debemos decretar que solo vamos a tener pensamientos positivos.

Tenemos alrededor de 60.000 pensamientos al día.

Pensar en positivo es un trabajo verdaderamente difícil, requiere de un gran entrenamiento personal y hay que

enfocarse en lo que de verdad queremos en la vida, en nuestros propósitos.

¿Cuáles son los beneficios del pensamiento positivo?

Se ha demostrado que el pensamiento positivo tiene una serie de beneficios, entre los que destacan:

- Mejora la salud mental, pues ayuda a reducir el estrés, la ansiedad y la depresión. También mejora la autoestima y la seguridad en uno mismo.
- Mejora la salud física. Contribuye a fortalecer el sistema inmunitario, reduce el riesgo de enfermedades crónicas y mejora la recuperación de la enfermedad.
- Mejora la satisfacción y la felicidad. Hace que las personas disfruten más de la vida, vivan con entusiasmo y sientan con más vitalidad.

¿Cómo practicar el pensamiento positivo?

Crear pensamientos positivos es una habilidad que se puede aprender, adquirir y practicar. Vamos a ver algunas ideas que nos ayudarán a construir pensamientos positivos:

- Centrarse en lo bueno. Hay que tener cuidado con lo que se desea porque se acaba consiguiendo. Cuando te encuentres pensando en lo negativo, intenta llevar a tu mente recuerdos positivos y centrarte en lo bueno de tu vida. Piensa en los recuerdos más placenteros, las cosas por las que estás agradecido y en todo lo que has conseguido.

- Evitar las cosas negativas. Cuando te encuentres pensando en algo negativo, evita hacer generalizaciones negativas. Por ejemplo, en lugar de decir «nunca me sale nada bien», prueba a decir «todo me va a salir bien» y repítelo continuamente, ya que el cerebro trabaja por repetición y asimilación.
- Enfocarse en el presente. El pasado ya pasó, no lo puedes cambiar, suelta lastre. Abandona todo sentimiento de culpa. Enfócate en el presente y en las cosas que puedes controlar. Construye mentalmente el futuro que deseas que llegue y llegará. Visualízalo.
- Crea una lista de deseos con afirmaciones positivas. Las afirmaciones positivas son frases que te repites a ti mismo, una y otra vez, para reforzar tus pensamientos positivos. Puedes crear tu propia lista de afirmaciones. Escríbela.
- Rodéate de personas positivas. Las personas que nos rodean influyen en nuestros pensamientos y sentimientos. Rodéate de personas positivas que te transmitan energía positiva, que te aporten entusiasmo por la vida y te ayuden a mantener una actitud positiva.
- Huye de los ladrones de energía, de personas que te negativicen.
- Escucha música, con cascos mejor, ya que las ondas sonoras se transforman en estímulos nerviosos que llegan al cerebro y activan las áreas cerebrales positivas.

• Ser optimista conduce al éxito. El optimismo tiene un pequeño componente genético, pero fundamentalmente es una actitud que se elige.

El pensamiento positivo es una actitud mental que tiene muchos beneficios para la salud mental y física. Si quieres aprender a practicar el pensamiento positivo, utiliza estos recursos, que te ayudarán. ¡Entrénate!

Pensar en verde

Una de mis teorías favoritas es pensar en verde. Un concepto que consiste, por un lado, en realizar una dieta rica en proteínas vegetales, basada en muchas verduras, legumbres y frutas, con cereales integrales. Un puñado de frutos secos al día, todo tipo de pescados, especialmente azules (boquerones, sardinas, salmón…) y consumo moderado de carnes magras. Huir de los ultraprocesados y hacer una alimentación basada en productos orgánicos, así como tomar dos o tres cucharadas diarias de aceite de oliva virgen extra.

Y, por otro lado, es vital realizar ejercicio físico en contacto con la naturaleza y por ello unas buenas caminatas diarias por espacios verdes de al menos 20 minutos aportan grandes beneficios para la salud.

Asimismo, solo contemplar la naturaleza, tiene un efecto relajante que reduce el estrés, disminuye la sobrecarga mental y el riesgo de enfermedad cardiovascular.

Soy partidario de intervenciones urbanísticas encaminadas a crear zonas urbanas con parques llenos de árboles y plantas, que son auténticos seres vivos que fomentan el bienestar global de la población que los disfruta. Hasta tal punto que un estudio publicado por la Universidad de Harvard demostró que las personas que estaban rodeadas de vegetación vivían más tiempo y tenían menos probabilidad de sufrir enfermedades. De hecho, como ya he comentado, las personas longevas que viven en las zonas azules son aficionadas a la jardinería y están menos estresadas.

Es importante la incorporación de las plantas en la arquitectura de interiores, tanto en oficinas como en las casas. En estudios realizados por la NASA se ha constatado que determinadas plantas tienen un efecto purificador del aire. La hiedra, los ficus (robusta y benjamina), las dracenas, el crisantemo, el poto y el bambú, entre otras, tienen un efecto beneficioso, ya que, además de absorber dióxido de carbono y liberar oxígeno a través de la fotosíntesis, ayudan a eliminar contaminantes como el benceno, formaldehido, tricloroetileno, xileno y tolueno.

Si logramos adoptar la filosofía de pensar en verde, estoy convencido de que en 2045 viviremos sanos al menos hasta los 120 años, puesto que la dieta verde y el ejercicio físico son dos buenos antídotos contra el envejecimiento.

Mente activa

La mente es como un músculo que necesita ejercitarse para mantenerse fuerte y saludable.

Cuando la mente está activa se mantiene alerta, flexible y capaz de aprender y crecer. Abrir nuestra mente es fundamental para saber aprovechar las oportunidades que se nos presentan.

Por este motivo me fascina lo que decía Albert Einstein: «La mente es como un paracaídas: solo funciona si se abre».

Entre los muchos beneficios que tiene mantener la mente activa, destacan:

- Mejora la salud mental. El ejercicio mental nos ayuda a superar el estrés, la ansiedad y la depresión. También puede mejorar la autoestima y la autoconfianza.
- Mejora la salud física. El ejercitar la mente contribuye a fortalecer el sistema inmunitario, reducir el riesgo de enfermedad y tener una mejor percepción de la salud.
- Mejora la calidad de vida. Una mente activa nos ayuda a sacarle más jugo a la vida y a sentirnos más felices y satisfechos.

¿Cómo mantener la mente activa?

Se trata de una actitud ante la vida. Esto se consigue realizando actividades lúdicas, acudiendo a exposiciones culturales y museos, resolviendo crucigramas o participando en actividades que requieren pensamiento crítico, tales como:

- Lectura. Leer es una excelente manera de aprender cosas nuevas y estimular la imaginación.
- Juegos de mesa. Los juegos de mesa requieren pensamiento crítico, estrategia y resolución de problemas.
- Aprender cosas nuevas. Aprender a tocar un instrumento musical, un nuevo idioma o, simplemente, experimentar nuevos hobbies, ayuda a mejorar la memoria, la atención y la capacidad de aprendizaje.
- Tomar clases. Tomar clases, de algo que suscite nuestro interés, como por ejemplo de filosofía, es una excelente manera de aprender nuevas habilidades y conocimientos.
- Viajar. Viajar a nuestros sitios favoritos y a nuevos lugares favorece que ampliemos horizontes y aprendamos sobre diferentes culturas.
- Resolver crucigramas. Los crucigramas son un buen ejercicio para la memoria y la concentración.
- Practicar la meditación, la oración o el yoga. Estas actividades contribuyen a mejorar la atención, la concentración, el ánimo y en especial a cultivar nuestro espíritu.
- Participar en un grupo social y socializar. Estar rodeado de personas es determinante para mantener la mente activa. Participar en cualquier tipo de actividad comunitaria o grupo social es decisivo.

Dedicar tiempo a entrenar y ejercitar la mente nos ayudará a ser más ingeniosos y tomar decisiones acertadas.

Disciplina

A la persona que más he admirado en mi vida por su disciplina férrea, fue a mi querido padre. Nada se le ponía por delante y, gracias a ello, vivió con una gran calidad de vida hasta los 97 años. Una simple infección de orina, típica de los centenarios que beben poca agua al día, se lo llevó por delante.

La disciplina es una cualidad importante para la salud, ya que nos hace mantener estilos y hábitos saludables, conseguir nuestros propósitos y alcanzar nuestros objetivos. Solo hay que tener en cuenta que el cerebro sigue la ley del mínimo esfuerzo y que, por tanto, hay que ser capaces de luchar contra esta resistencia. Se trata de puro entrenamiento.

La disciplina nos conduce al éxito, puesto que es la capacidad de seguir un plan o una rutina a pesar de las distracciones, la pereza o la tentación de quedarnos quietos.

La disciplina es esencial para:

- Seguir una dieta saludable. Incluso cuando se nos presentan tentaciones, como la ingesta de azúcar y sal, la disciplina es un factor clave para la salud.
- La disciplina implica tener la fuerza de voluntad para adoptar una dieta basada en la restricción calórica y el ayuno intermitente, una conducta que nos ayuda a mantener un peso saludable, a prevenir enfermedades crónicas y a tener más energía vital.

- La disciplina implica realizar ejercicio físico moderado regularmente, incluso cuando estamos cansados o tenemos otras cosas que hacer. Nos ayuda a superar la tendencia a quedarnos tumbados en el sofá con el mando a distancia como entretenimiento insano.
- Con disciplina podemos adoptar hábitos sanos, incluso cuando estamos estresados o cansados.
- Una conducta basada en la disciplina nos lleva a adquirir nuevas habilidades y actitudes, incluso cuando son difíciles de aprender.
- La disciplina nos hace más fácil seguir las pautas médicas, incluso cuando son difíciles de cumplir y garantiza la adherencia a los tratamientos.

Cómo desarrollar la disciplina

La disciplina es una cualidad que se desarrolla con voluntad, perseverancia y paciencia. Voy a dar algunas ideas para desarrollar la disciplina:

- Debemos empezar dando pequeños pasos que podamos cumplir y luego ir aumentando la dificultad a medida que ganemos confianza. No hay que intentar cambiar todo de golpe.
- Hay que establecer propósitos y metas realistas, que sean alcanzables. Si establecemos objetivos demasiado difíciles, es más probable que nos desanimemos y abandonemos.

- Debemos confiar y ser responsables. Hay que tomar conciencia de nuestros progresos y no buscar excusas cuando no cumplamos nuestros objetivos.
- Si es necesario debemos buscar apoyo profesional. Tener a alguien como un *coach*, un entrenador personal o un psicólogo de terapia conductual que nos apoye es útil para mantenernos motivados.

Al enfrentarnos a nuevos retos es bueno aplicar el pensamiento filosófico de san Francisco de Asís, quien decía: «Comienza haciendo lo necesario, luego haz lo posible y de repente estarás haciendo lo imposible». Una gran filosofía que yo practico muy a menudo y que me permite desarrollar mis proyectos satisfactoriamente.

En definitiva, la disciplina es una cualidad esencial para llegar sanos a los 120 años. ¡Empieza a practicar tu disciplina!

Cambiar hábitos en 21 días

Actuamos y sentimos de acuerdo con la imagen que tenemos de nosotros mismos, y las conductas que hemos creado guardan una estrecha relación entre sí. Por ejemplo, vivir en un entorno donde se palpe conflictividad, sea del tipo que sea, genera una mente que responderá de forma más impulsiva, ya que para adaptarse a las amenazas que provienen de los conflictos, hay que responder con rapidez. Por otro lado, un ambiente estresante genera una mente con más dificultades para tomar decisiones, puesto que el estrés influye negativamente en la corteza cerebral, zona que gestiona esta característica. Del mismo modo, un ambiente de relativa estabilidad contribuye a crear una mente más reflexiva y creativa. Al cambiar la percepción, seguramente cambiarán nuestros hábitos.

Aprender nuevas habilidades tiene un impacto positivo en la estructura bioquímica y física del cerebro, la modifica y establece nuevas relaciones y circuitos neuronales, que a su vez mejoran su funcionamiento. Esto es debido a la plasticidad cerebral. En definitiva, para que esta plasticidad neuronal se mantenga de la mejor manera posible hay que utilizar el cerebro: leer, resolver enigmas, recitar poesía, pensar, jugar a juegos que requieran esfuerzo mental, aprender idiomas, etc.

Los hábitos, buenos o malos, se moldean, y esta idea debe ser el punto de partida para empezar a entrenar nuestra mente.

El cerebro es un órgano moldeable y cada destreza aprendida, lengua estudiada o experiencia vivida, reconfigura nuestro mapa cerebral. Debajo de nuestra corteza gris cerebral se encuentra un trocito de tejido nervioso llamado ganglio basal, que es el responsable de guardar una acción o, mejor dicho, un hábito de forma permanente. Y como cada día nacen 1.400 neuronas, tenemos que entrenarnos para saber dotarlas de información nueva y saludable. Por tanto, es ahí donde debemos centrar nuestros esfuerzos si queremos aprovechar al máximo las características del cerebro.

Pero ¿cuál es el proceso de formación de un hábito en la vida diaria? El rango del tiempo se explica por el nivel de dificultad de cada conducta. Pero, si verdaderamente estás interesado, tienes que estar motivado para crear una nueva rutina saludable. Si te comportas de manera consistente y pones en valor tu disciplina es más fácil conseguir que se convierta en un nuevo hábito.

«Se requieren 21 días seguidos para que una imagen mental establecida desaparezca y se mecanice una nueva».

Habrá algunas metas que no requieran demasiado esfuerzo, pero habrá otras que, por el contrario, sean todo un reto personal.

Puedes aplicar las tres reglas de oro: empieza con una meta, evalúate cada 21 días y descubre por ti mismo la mejor técnica de apoyo.

Usamos esos 21 días como parámetro para reevaluarnos y ver si estamos listos para entrenar un nuevo hábito o simplemente necesitamos más tiempo.

Debes tener muy claro que las repeticiones constantes son las que nos dan ventaja para crear un hábito. Recuerda que el cerebro aprende por asimilación y repetición.

A medida que los días pasan, el hábito se hace cada vez más automático, por lo que la actividad en la corteza cerebral (incluso la relacionada con la memoria) va disminuyendo, mientras que la actividad en los ganglios basales aumenta.

Pero ¿por qué nos resulta tan difícil adquirir un nuevo hábito? Porque, insisto, es esencial que lo que quieras convertir en un hábito se conecte con algo que realmente te motive.

Solo pueden crearse hábitos saludables cuando están identificados con aquellos objetivos y valores con los que te sientas alineado. No sirve de nada querer hacer ejercicio diariamente si este hábito no está vinculado con algo importante para ti, por mucho que te lo recomendemos los médicos.

Si algo no te gusta, ni te apasiona, como por ejemplo caminar todos los días, debes iniciarlo poco a poco, pero si lo haces muchos días seguidos, con perseverancia, lo acabarás adoptando como algo habitual y observarás cómo mejora tu estado de bienestar, gracias a la liberación de endorfinas.

Somos muchos los que pensamos que cada día nace una oportunidad para plantearnos nuevos propósitos como: mejorar nuestra autoestima, dejar de fumar, comer sano, dejar de mordernos las uñas, quitarnos la pereza o eliminar nuestro sentimiento de culpa, por poner solo algunos ejemplos prácticos.

Hay que ponerse manos a la obra cuanto antes. No se trata de llevar a cabo a la perfección una nueva actividad, sino de comenzar. Luego ya irás mejorando, pero lo importante es no dejar que pase más tiempo sin hacer nada. Si ya has tomado la decisión, ni se te ocurra decir: «empiezo mañana». Porque no empezarás nunca.

Empieza ahora mismo y recuerda que, para emprender el viaje del cambio, solo necesitas dos ingredientes: disciplina y compromiso; y, por supuesto, mirar hacia tu interior y explotar todo tu potencial, que lo tienes, y sacar tus recursos a flote. Empieza con una sugestión positiva y deja que tu mente trabaje positivamente para ti.

Cuando anhelamos algo, nuestro cerebro experimenta el mismo tipo de respuesta de placer que cuando lo obtenemos realmente y experimentamos una recompensa.

Entonces nuestro cerebro usa este placer anticipatorio como recordatorio para realizar ese hábito y generar una recompensa verdadera. Cuando algo es un hábito, nuestra mente asocia fuertemente determinados recordatorios con ciertas recompensas. Todos tenemos señales que asociamos con ciertas recompensas, que crean antojos casi insaciables dentro de nosotros; aquí tienes el ejemplo de la comida. Una vez que nuestro cerebro asocia un recordatorio con una recompensa, un hábito imborrable se guarda dentro de nuestros ganglios basales, codificando un hábito y disminuyendo la actividad mental.

Sin lugar a duda, podemos vencer las resistencias de sustituir las grasas insanas por frutas y verduras, pero debemos empeñarnos día a día en ello hasta que un buen día observamos gratamente nuestro triunfo y visualizamos que hemos logrado transformar un problema en una solución.

Un esfuerzo pequeño refuerza nuestra voluntad y por ello ten claro que «con esfuerzo no hay límites».

Es importante encontrar sentido a lo que haces y dar respuesta a preguntas como ¿para qué lo hago? y no ¿por qué lo hago?

Resulta obvio que es más rápido adquirir un hábito insano que uno saludable, ya que los malos hábitos producen placer a corto plazo y, en muchos casos, preferimos la inmediatez al beneficio que, a medio o largo plazo, puede reportar uno saludable. Crear un hábito es como utilizar un músculo que hace tiempo que no usas. El primer día será muy extraño e incluso tendrás agujetas. Pero, a medida que lo ejercites, el músculo irá fortaleciéndose.

Por este motivo, otra gran clave es saber «cultivar la paciencia» y tener la certeza de que estás conectado con algo bueno para ti, que estás sincronizado con tus objetivos y valores. Gracias a los valores tomamos decisiones, son la raíz por la que nos movemos y actuamos. Si el nuevo hábito está ligado a un valor importante para ti, no te costará esfuerzo ponerlo en práctica.

Por tanto, todos podemos modificar nuestra conciencia a través de la determinación, la disciplina, las buenas intenciones o la atención, ya que son los ingredientes que tiene el poder de crear el cambio. En este sentido, la meditación, la oración, el yoga y la hipnosis son, entre otros, medios que facilitan este proceso.

La meditación genera un espacio de tranquilidad donde se forman nuevas conexiones neuronales. Asimismo, el poder terapéutico de la oración, cuando lo descubres, te cambia la vida. Por otro lado, el ejercicio físico estimula la plasticidad neuronal y disminuye el estrés. Por último, podemos entrenar nuestro inconsciente con hipnosis, para «dejar que tu mente trabaje positivamente para ti». Con el apoyo de estas prácticas se consigue ganar conciencia y control sobre lo que hace el sistema nervioso cuando no se presta atención.

Con esta guía para llegar sano a los 120 años, todo lo que puedes imaginar o desear está disponible para ti, aquí y ahora. Solo necesitas sacar toda tu fuerza interior porque en este viaje transformador te estoy revelando los secretos para atraer el éxito que deseas. Eso sí, debemos tener muy presente lo que dicen los Rolling Stones: «La mayoría de las veces no conseguimos lo que queremos, pero sí lo que necesitamos».

3

Los mecanismos del envejecimiento

Quien no ha sufrido lo que yo,
que no me dé consejos.

SÓFOCLES

Qué calladitos estaban los supercentenarios. Los secretos de Maria Branyas de 117 años son un tesoro, la fortaleza de Silveria de 114 años, la increíble espiritualidad de Teodora Cea de 112 años, el arte y alegría de Dolores Buitrago a sus 110 años, la mente imbatible y el sentido del humor de Crescencia Galán a sus 110 años, la capacidad intelectual de Engraciano González a sus 109 años, la gimnasia vital de Servando con 109 años y la paz interior de Josefa Navas a sus 107 años, son tan solo algunos ejemplos del manejo de los antídotos del envejecimiento.

Tuve la inmensa fortuna de hacerme amigo de José Mota, un cómico fuera de serie y una bellísima persona, impregnada de sólidos principios y valores, que cuida a sus amigos con un amor increíble.

El sentido del humor me ha acompañado toda la vida y considero que es un buen antídoto del envejecimiento.

El cerebro de José Mota, al igual que el de todos los artistas, tiene una mayor conectividad entre diferentes regiones, lo que le permite tener una visión más holística y multidimensional de los problemas. Esta mayor integración entre áreas cerebrales le permite ver las cosas desde diferentes perspectivas y encontrar soluciones originales y creativas. Pero vamos a aterrizar y a meternos de lleno en los mecanismos del envejecimiento. Entre las múltiples teorías acerca del complejo proceso de envejecimiento, destacan el acortamiento de los telómeros, el declive hormonal, el daño celular acumulado, causado por moléculas reactivas llamadas radicales libres, la inflamación crónica subclínica, la alteración de la microbiota y la disfunción endotelial, entre otros.

Acortamiento de los telómeros

La mayor parte de las enfermedades tienen su origen en el envejecimiento celular, el cual está vinculado, en parte, al acortamiento de los telómeros, que son los extremos de los cromosomas que se desgastan con la edad. Algo así como las puntas plastificadas de los cordones de los zapatos: con el tiempo, se acortan y se deshilachan, y pierden su forma. Algo similar ocurre con el ADN: a medida que el material genético se replica, los telómeros se hacen cada vez más cortos. Cuando llegan a una longitud mínima, las células interrumpen su ciclo celular y dejan de regenerar los tejidos, produciendo así el envejecimiento de las células y, consecuentemente, el envejecimiento de todo el organismo.

Los telómeros son unas estructuras que protegen nuestros cromosomas y, como consecuencia del proceso de multiplicación celular, que se produce conforme envejecemos, se van acortando. Cuando son muy cortos, desencadenan unas reacciones moleculares típicas del proceso de envejecimiento como la inestabilidad cromosómica o la senescencia celular.

La descripción del envejecimiento celular a través de los mecanismos del acortamiento progresivo de los telómeros ha sido un gran avance de la ciencia biomédica.

Los estudios de investigación han demostrado que las células con telómeros más cortos tienden a envejecer más rápido que las células con telómeros más largos. Esto sugiere que la telomerasa tiene un papel clave en el envejecimiento.

En definitiva, los telómeros son complejos que recubren los extremos de los cromosomas que mantienen la integridad del genoma y los protegen del proceso de envejecimiento. Por tanto, el acortamiento de los telómeros implica la senescencia de la multiplicación celular.

La medición de los telómeros puede utilizarse para evaluar el envejecimiento y el riesgo de desarrollar ciertas enfermedades. Por ejemplo, se ha demostrado que las personas con telómeros más cortos tienen un mayor riesgo de desarrollar enfermedades cardiovasculares, cáncer y otras afecciones.

La longitud de los telómeros ya se puede conocer a través de un análisis de una muestra de sangre.

Una de las técnicas que se utilizan para medir los telómeros es la microscopia confocal, que permite obtener imágenes tridimensionales de los telómeros, lo que facilita la medición de su longitud.

El declive hormonal es clave en el envejecimiento

Como ya he comentado, a partir de los 40 años es habitual detectar déficits hormonales, lo que conlleva sentirnos más cansados y tristes. Nuestro deseo sexual a veces se desvanece. En el aspecto mental la alteración de la memoria es evidente. El insomnio aparece y nos impide reparar nuestra fatiga física y mental del día a día. Además, nuestro aspecto físico experimentará cambios: piel seca, más tendencia a desarrollar arrugas, ganancia de peso (con aumento del perímetro abdominal) y pérdida de músculo.

Las hormonas que intervienen en el proceso de envejecimiento y que podemos tratar con terapia sustitutiva son el estradiol, la testosterona, la DHEA, la progesterona, las hormonas tiroideas, la pregnenolona, la hormona de crecimiento y la melatonina. Cada una de ellas tiene diferentes funciones y en ocasiones actúan de manera sinérgica.

La terapia de reemplazo a través de la implantación de un chip hormonal puede ser una solución, pero para ello debe estar bien indicada por un médico especialista, como veremos más adelante en el capítulo 16 de esta guía.

Estrés oxidativo: radicales libres

Los radicales libres son compuestos químicos muy reactivos que se producen cada día en nuestro organismo como consecuencia de las reacciones biológicas de las células. Es decir, se producen de forma natural en el organismo como parte del metabolismo, y pueden reaccionar con otras moléculas, causando daño a las células y los tejidos. Son moléculas que tienen un electrón desapareado en su orbital más externo. Esto les da una carga eléctrica negativa, lo que los hace muy reactivos y, en concentraciones altas, pueden provocar daño a los sistemas biológicos principales.

El estrés oxidativo se ha definido como la exposición de la materia viva a diversas fuentes que producen una ruptura del equilibrio que debe existir entre las sustancias o factores prooxidantes y los mecanismos antioxidantes encargados de eliminar dichas especies químicas, ya sea por un déficit de estas defensas o por un incremento exagerado de la producción de especies reactivas del oxígeno. Todo esto trae como consecuencia alteraciones de la relación estructura-función en cualquier órgano, sistema o grupo celular especializado. Por tanto, se reconoce como mecanismo general de daño celular.

Cuando James Watson, premio Nobel de Medicina o Fisiología, hablaba de radicales libres, afirmaba que «uno de los secretos de la longevidad consiste en reducir los niveles de antioxidantes».

En este sentido, existen determinadas circunstancias en que se producen radicales libres, como son:

- Dieta hipercalórica.
- Dieta insuficiente en antioxidantes.
- Procesos inflamatorios y traumatismos.
- Fenómenos de isquemia (disminución del aporte de sangre y oxígeno).
- Ejercicio extenuante.
- Efectos adversos de algunos fármacos.
- La exposición a la radiación.
- El humo del tabaco.
- La contaminación.
- El estrés crónico.
- Los conflictos emocionales permanentes.
- El estrés postraumático.
- El consumo excesivo de alcohol.
- La depresión subclínica.
- Los alimentos insanos.

Por todo ello, se cree que los radicales libres están implicados en los mecanismos etiopatogénicos de más de 100 enfermedades, entre las que cabe citar diversas patologías cardiovasculares como la hipertensión arterial, diabetes, trastornos neurodegenerativos y otras relacionadas con el sistema inmunológico.

El sistema antioxidante enzimático constituye la primera y mejor línea de defensa contra los radicales libres. Está integrado por tres enzimas principales que trabajan en cadena para desactivar selectivamente radicales libres:

- Superóxido dismutasa, que influye en el índice de longevidad.

- Catalasa, cuya actividad enzimática se ve alterada por la temperatura y el pH.
- Glutatión peroxidasa, que tiene actividad enzimática en las mitocondrias y protege la célula contra la acción de radicales libres.

La oxidación de los tejidos condiciona la edad biológica (que es independiente de la edad cronológica), lo que permite diferenciar no solo la edad verdadera entre individuos, sino entre células, tejidos e incluso órganos. Así, nos encontramos que algunos individuos podrían tener un corazón más envejecido que su riñón y viceversa.

También hay una serie de antioxidantes que pueden ayudar a proteger las células de los daños causados por los radicales libres. Hay dos tipos de antioxidantes: los endógenos, que fabrica nuestro propio organismo, y los exógenos, que se obtienen de fuentes alimenticias.

Los antioxidantes, como los polifenoles, se encuentran en alimentos como:

- Aceite de oliva virgen extra.
- Frutas.
- Verduras.
- Nueces.
- Semillas.
- Cereales.
- Suplementos alimenticios.

Algunos ejemplos de antioxidantes incluyen:

- Resveratrol.
- Vitamina A.
- Vitamina C.
- Vitamina E.
- Betacaroteno.
- Licopeno.
- Coenzima Q10.
- Vitamina D3.

Los antioxidantes ayudan a proteger las células de los daños causados por los radicales libres, pero no pueden eliminarlos por completo. Es importante seguir una dieta saludable y limitar la exposición a los radicales libres para reducir el riesgo de enfermedades.

Disfunción mitocondrial

Las mitocondrias son responsables de la producción de energía en las células a través del proceso de respiración celular. Este proceso convierte los nutrientes en energía, en una forma denominada ATP, más conocida como la molécula de la vida.

Cuando las mitocondrias no funcionan correctamente, aparece la disfunción mitocondrial, es decir, las células no pueden producir suficiente energía.

Esto puede provocar una serie de problemas de salud como fatiga, inflamación, debilidad y determinadas patologías.

La disfunción mitocondrial suele ser producida por la exposición crónica a radicales libres.

Inflamación crónica subclínica

La inflamación crónica subclínica es una condición en la que hay signos de inflamación en el cuerpo, pero no hay síntomas o signos obvios. La inflamación es una respuesta normal del organismo a una lesión o infección. Sin embargo, la inflamación crónica, es decir, la inflamación que persiste durante un periodo prolongado de tiempo provoca envejecimiento celular.

Varios factores influyen negativamente, entre los que destacan:

- Cambios en el sistema inmune. A medida que envejecemos, el timo, la glándula donde reside el sistema inmune, involuciona, es decir, se vuelve menos eficiente para regular nuestras defensas y aparece la inflamación.
- Acumulación de daño celular. Con el tiempo, se produce una disfunción mitocondrial y, por tanto, las células se dañan, y pueden desencadenar una respuesta inflamatoria.
- Cambios en el estilo de vida. Los hábitos y estilos de vida, como la obesidad, la inactividad física, el estrés y el tabaquismo, también pueden contribuir a la inflamación crónica.

Entre los signos de inflamación crónica subclínica destacan:

- Niveles elevados de marcadores de inflamación en la sangre, como la proteína C reactiva (PCR) y la interleucina-6 (IL-6).
- Cambios en la composición corporal, como la acumulación de grasa abdominal.
- Alteraciones en la función de los órganos, como la resistencia a la insulina y la arterioesclerosis.

La inflamación crónica se ha relacionado con un mayor riesgo de desarrollar una variedad de enfermedades relacionadas con la edad, así como contribuir al deterioro físico, como la disminución de la fuerza muscular, la pérdida de flexibilidad y la disminución de la capacidad para recuperarse del ejercicio.

Alteración de la microbiota

El equilibrio entre los diferentes microorganismos que componen la microbiota es fundamental para la correcta función de nuestro organismo.

Cuando se produce una alteración entre las diferentes cepas bacterianas, el organismo se ve afectado, ya que hay un desequilibrio entre las bacterias beneficiosas para el organismo y las que pueden provocar alguna enfermedad. Este desequilibrio aumenta el riesgo de padecer infecciones y de desarrollar enfermedades autoinmunes, obesidad o diabetes, entre otras.

En el capítulo 13 describiré en profundidad la importancia que actualmente tiene la microbiota.

Disfunción endotelial: la alteración del cutis de las arterias

El endotelio vascular, un órgano estructuralmente simple y funcionalmente complejo, es una capa unicelular que cubre la superficie interna de los vasos sanguíneos y conforma la pared de los capilares, es decir, el cutis de las arterias.

Lejos de ser solo una barrera mecánica entre la sangre y los tejidos, es un órgano activamente comprometido en una gran variedad de procesos fisiológicos y patológicos. Debido a su ubicación estratégica detecta cambios en las fuerzas hemodinámicas que actúan sobre la pared.

El término disfunción endotelial indica que, ya sea en condiciones basales o después de estimulación, el endotelio no cumple apropiadamente estas funciones.

Una menor biodisponibilidad de óxido nítrico, causada por una disminución en su síntesis o un aumento de la velocidad con que se degrada, constituye el fenómeno más temprano y la característica más importante de disfunción endotelial.

La alteración de la función endotelial, que se manifiesta por el desorden del control del tono vasomotor, está presente tanto en grandes arterias y venas, como en la microvasculatura, en diversas enfermedades cardiovasculares como hipertensión sistémica, hipertensión pulmonar, arteriosclerosis, insuficiencia cardiaca y cardiopatía isquémica.

Además, muchos de los factores de riesgo asociados con enfermedad cardiovascular, como tabaquismo, hipercolesterolemia, diabetes *mellitus* y disminución de estrógenos están asociados con disfunción endotelial.

Por todas estas importantísimas funciones, es esencial proteger el endotelio vascular de los múltiples factores externos, entre los que destacan:

- Las citoquinas inflamatorias de los adipocitos existentes en el exceso de grasa abdominal agreden al endotelio vascular, y lo hacen disfuncionante.
- El humo del cigarrillo agrede el endotelio y altera su capacidad funcional.
- Un colesterol LDL y una lipoproteína (a) elevada asociados a una ingesta rica en grasas saturadas alteran la función del endotelio.
- El estrés agrede el endotelio y es lo que posibilita la progresión de la enfermedad arterieosclerótica.
- La hipertensión mal controlada provoca una gran agresión del endotelio.
- Los índices glucémicos elevados asociados a diabetes inducen un grave deterioro del endotelio vascular.

Con AI AlphaFold 3 contribuirá a alargar la vida libre de enfermedades

AlphaFold 3 es un modelo de inteligencia artificial que es capaz de predecir la estructura e interacciones de todas las moléculas de la vida, es decir, lleva «el mundo biológico a la alta definición», ya que permite ver estos sistemas con brillantez. Permitirá importantes avances en la predicción de la estructura de las proteínas y genera una estructura 3D conjunta, que a su vez revela cómo estas encajan. Puede incluso modelar modificaciones bioquímicas que controlan el funcionamiento saludable de las células; cuando estas modificaciones se alteran pueden provocar enfermedades. La clave está en comprender mejor las enfermedades, así como en revolucionar la metodología relacionada con el descubrimiento de nuevos fármacos. Dentro de cada célula hay miles de millones de procesos moleculares, una especie de máquinas formadas por ADN y otras moléculas que realizan interacciones entre sí; comprobar cómo estas piezas interactúan entre sí mediante millones de tipos de combinaciones abre la puerta a comprender los procesos que dan lugar a la vida. Este nuevo modelo ha sido publicado en *Nature*, prestigiosa revista científica, y permitirá comprender mejor la transformación que se avecina en la evolución de la especie humana. Para hacernos una idea de lo que hablamos es el ChatGPT de la bioquímica.

AlphaFold 3 es la última versión de un modelo desarrollado en conjunto por DeepMind (Google) e Isomorphic Labs.

Por otro lado, OpenAI ha lanzado oficialmente GPT-4o, la última versión de su modelo de inteligencia artificial que promete revolucionar las interacciones entre humanos y máquinas.

Por último, va a ser de gran relevancia el uso de nanorrobots con sensores que podrían funcionar en el torrente sanguíneo para reparar los órganos y mantener nuestro organismo en un estado de salud óptimo y de forma indefinida. Raymond Kurzweil considera que la fusión de la biotecnología con la inteligencia artificial conducirá a que la nanotecnología ayude a superar las limitaciones de nuestros órganos. Kurzweil, educado en el MIT, ha lanzado su nuevo libro, *The Singularity is nearer*, cuya lectura permite tener una visión del futuro que se avecina.

4

Los genes son esenciales en la longevidad

El tiempo es una imagen móvil de la eternidad.

PLATÓN

Me impresiona la fuerza vital, la espiritualidad y el entusiasmo de Rappel. Recientemente le realicé pruebas en las que pude constatar que a sus 79 años su edad biológica es 20 años inferior a su edad cronológica, y en su caso particular, cuando lo veo intuyo que con sus sanas costumbres puede llegar sano a los 120 años. Y obviamente mi deseo es que alargue su vida libre de enfermedades y para ello piensa exactamente igual que Maria Branyas, que a sus 117 años, no quiere gente tóxica a su lado. Rappel sabe mejor que nadie que detrás del dolor, se esconde un pensamiento y detrás de cada pensamiento, una emoción. Este es su secreto para ayudar a los demás.

En todas mis investigaciones y entrevistas a centenarios y supercentenarios, como Maria Branyas de 117, Silveria Martín de 114 años, Teodora Cea de 112 años, Dolores Buitrago de 110 años, Engraciano González de 109 años, Crescencia Galán Medina de 110 años, Prudencia Yuste Aranda de 109 años, Servando Palacín de 109 años, Josefa Navas de 107 años y Alfonso Bullón de Mendoza de 101 años, entre otros, resulta obvio intuir que son portadores de genes asociados a la longevidad.

Las personas que han sido afortunadas con una buena herencia genética tendrán muchas ventajas, pero sin lugar a duda, su vida estará bajo la influencia de sus hábitos y estilos de vida, que son los que permitirán vivir más tiempo y con mayor calidad. Es decir, tengamos la suerte o no de heredar los genes de la longevidad, hemos de cuidar la epigenética. Teniendo en cuenta que la longevidad tiende a darse entre familias, hay evidencias científicas de que la genética desempeña un papel relevante en este rasgo, ya que lo que parece hacer que la gente viva una vida muy larga no es la falta de predisposición genética a las enfermedades, sino tener un mayor número de variantes asociadas con la longevidad que pueden contrarrestar los efectos de las variantes asociadas a las enfermedades.

Como ya he comentado, nuestra esperanza de vida está determinada en un 25 % por los genes que heredamos y en un 75 % por nuestros hábitos y estilos de vida, en los cuales la disciplina es determinante.

De los 20.000 genes que tenemos, alrededor de 2.000 están asociados a la longevidad. De hecho, hay genes prolongevidad que incluyen la reprogramación del ADN, el mantenimiento de los telómeros y la protección de las células contra los radicales libres. También hay genes asociados a la eliminación del colesterol y la inflamación.

Los recientes avances en genética molecular y en el Proyecto Genoma Humano han permitido identificar genes que ayudan al diagnóstico y tratamiento personalizado de diferentes enfermedades.

ADN, la doble hélice: el secreto de la vida

En términos científicos, el ADN es un ácido nucleico, una macromolécula que forma parte de todas las células. Contiene la información genética usada en el desarrollo y el funcionamiento de los organismos vivos conocidos y de algunos virus y es responsable de su transmisión hereditaria. Por tanto, podría sostenerse que en el ADN todo se abre y se cierra, y se interrelaciona con precisión. Es decir, la herencia depende de un mecanismo soberano y la vida es el producto del poder absoluto del ADN.

Ahora sabemos que el sofisticado código genético del ADN hace posible que el individuo herede no solo las características físicas simples, como tamaño, forma y composición química, sino también un conjunto de tendencias para un comportamiento social particular que acompañan a una fisiología dada.

¿Cuántos genes hay en el genoma humano?

En este sentido, los científicos Francis Collins y Craig Venter, que lideran iniciativas de medicina personalizada, son los protagonistas que desvelaron nuestro código genético.

En realidad, diferenciar dónde empieza y acaba un gen en la malla helicoidal del ADN no resulta nada fácil. Los 20.000 genes que tenemos son pocos en comparación con los 29.000 del ratón o los 50.000 que, según se cree, tiene el arroz. Como referencia, en una mosca el número de genes es 13.700; en un gusano, 19.000. Queda claro que, en lo que se refiere al genoma, el tamaño no importa, aunque es preciso un número mínimo de genes para que un organismo funcione. Solo así las células puedan llevar a cabo todas sus funciones.

El linaje genético

La herencia genética es, sin duda, esencial para la longevidad. Se estima que alrededor del 25 % de la variación en la duración de la vida humana está determinada por la genética. Existen diversas variantes de genes que pueden almacenar las claves de un envejecimiento saludable. De hecho, los longevos o centenarios suelen vivir, como mínimo, 15 años más debido a variantes genéticas.

Un factor de longevidad esencial es el gen Klotho, responsable de la síntesis de Klotho por parte del riñón, que es la proteína antienvejecimiento con un efecto neurorrejuvenecedor. La administración de Klotho con terapia génica en modelos experimentales ha permitido demostrar una mejora de los marcadores ligados a enfermedades crónicas

tales como la diabetes, obesidad, insuficiencia renal y arterioesclerosis.

Otro gen de la longevidad es el Foxo3A, que regula la
respuesta al estrés. Precisamente el té verde induce la expresión de este gen, gracias a su gran contenido en polifenoles del tipo ECGC.

Por otro lado, hay personas que son portadoras del gen
MC1R, responsable de la síntesis de melanina, el pigmento que nos protege de la radiación solar.

Asimismo, el gen NDT80 es clave en el rejuvenecimiento, ya que cuando se activa, las células viven dos veces más
del tiempo normal.

Otro gen de la longevidad es el SIRT1, la sirtuina 1.
Este gen está involucrado en la reparación del ADN y el
metabolismo. Las personas con variantes genéticas que
aumentan la actividad de la sirtuina también suelen vivir
más tiempo.

Recientemente se ha descubierto otro gen que alarga
la vida, se llama ApoB, bautizado como Matusalén. Este
gen lleva la información bioquímica necesaria implicada
en el transporte del colesterol LDL (malo) hacia el hígado
para su posterior degradación. Las familias que comparten variantes de este gen superarán los 100 años de vida.

Así podríamos seguir describiendo hasta prácticamente 2.000 genes de longevidad.

Por todo ello, la comunidad científica investiga cómo
los genes de la longevidad pueden utilizarse para desarrollar nuevos tratamientos para prolongar la vida.

Genes que acortan la esperanza de vida

Por el contrario, una de cada 25 personas es portadora de un genotipo asociado con una esperanza de vida más corta. Así lo han comprobado en un estudio un equipo de científicos de código genético, publicado en *The New England Journal of Medicine*.

El estudio se centró en genotipos que aumentan el riesgo de padecer una enfermedad para la que se han establecido medidas preventivas o terapéuticas. Estos genotipos se denominan genotipos procesables, y su identificación y divulgación nos puede guiar en la toma de decisiones clínicas, lo que puede resultar en mejores resultados para los pacientes.

Algunos ejemplos específicos de genes que se han asociado con una menor esperanza de vida son:

- Las mutaciones en genes que codifican proteínas que regulan el metabolismo, como ApoA1, ApoB y LDLR, que pueden aumentar el riesgo de obesidad, diabetes y enfermedades cardiacas y, por tanto, pueden acortar la esperanza de vida.
- Las mutaciones en genes que codifican proteínas que regulan la inflamación, como TNF-α, il1A e IL-6, que pueden aumentar el riesgo de enfermedades inflamatorias, como la artritis reumatoide y la enfermedad inflamatoria intestinal.
- Las mutaciones en genes que codifican proteínas que regulan la senescencia celular, como p53, p16INK4a y p21 que pueden aumentar el riesgo de enfermeda-

des relacionadas con el envejecimiento, como el cáncer, las enfermedades cardiacas y la demencia.

- Las mutaciones en genes que codifican proteínas que participan en la reparación del ADN, como BRCA1, BRCA2 y ATM que aumentan el riesgo de cáncer.
- Las personas con la variante APOE e4 tienen un mayor riesgo de desarrollar enfermedades cardiovasculares y alzhéimer.
- Por otro lado, el paradigma es el gen FLNC, que es el codificante de la proteína filamina C, cuya formación de agregados en el músculo cardiaco provoca miocardiopatía hipertrófica, responsable de alteraciones cardiacas y muerte súbita. Lo mismo ocurre con el gen beta-MCHC. Con este conocimiento y ante este tipo de pacientes, sería posible anticiparnos a su problema y, por ejemplo, implantar un desfibrilador que evite la fibrilación ventricular, que es la arritmia que desencadena muerte súbita.

Es importante señalar que la presencia de una mutación en uno de estos genes no significa necesariamente que una persona morirá de forma prematura, ya que la expresión de los genes está asociada a la epigenética.

Epigenética

La epigenética es el estudio de los cambios en la expresión de los genes que no implican cambios en la secuencia de ADN. Es decir, el conjunto de procesos bioquímicos que modifican la actividad del ADN sin alterar su secuencia.

Insisto en que estos cambios son causados por la influencia de hábitos y estilos de vida, como la dieta, el estrés, la inactividad física y la exposición a toxinas, entre otros. La epigenética tiene una influencia determinante en la forma en que se desarrollan las células, los tejidos y los órganos, y contribuye al desarrollo de enfermedades. Los cambios epigenéticos pueden ser heredados de padres a hijos. Esto significa que los cambios epigenéticos que se producen en la vida de un individuo pueden afectar a la salud de sus hijos.

La clave de la investigación reside en conseguir descifrar el lenguaje del genoma humano que codifica pequeñas modificaciones bioquímicas capaces de regular la expresión de múltiples genes.

Se están realizando numerosos estudios de investigación sobre los mecanismos epigenéticos que pueden contribuir al desarrollo de enfermedades. Estos estudios abrirán la puerta a tratamientos para un nuevo abordaje de enfermedades como el cáncer, las enfermedades cardiovasculares y la diabetes.

En definitiva, la epigenética es la herencia de patrones de expresión de genes que no vienen determinados por la secuencia genética.

Por poner un ejemplo, los chimpancés y los humanos comparten el 99 % de los genes. Lo que distingue a estas dos especies es sobre todo la epigenética, que explica la interacción de los genes con el ambiente y con los hábitos y estilos de vida.

Existen varias compañías que se están dedicando exclusivamente a desarrollar fármacos que restauren los cambios epigenéticos.

Medicina personalizada: ¿en qué consiste?

En los últimos años la biomedicina ha avanzado a un ritmo prodigioso, hasta tal punto que la tendencia de la medicina que se practica en la actualidad camina hacia la personalización y las grandes oportunidades que ofrecen los tratamientos médicos tomando como base la genética, lo que ha permitido entrar en una nueva era de la práctica clínica que salvará muchas vidas.

Estados Unidos impulsó hace unos años un macroproyecto de más de 200 millones de dólares que pretendía diseñar terapias basadas en el genoma de cada paciente. El objetivo de esta iniciativa de medicina personalizada, denominado Precision Medicine Initiative, es desarrollar nuevos tratamientos tomando como base la genética del paciente, lo que permite adaptarlos de una forma personalizada, que asegura más eficacia clínica y, por tanto, mejores resultados.

Esto nos conduce a una mayor supervivencia, menor toxicidad y, por ende, mejor calidad de vida. La medicina personalizada se utiliza actualmente para tratar una amplia variedad de enfermedades.

El cribado genético está diseñado para conocer la predisposición de una persona a padecer determinadas enferme-

dades. A través de un test de saliva o análisis de sangre se puede recoger una muestra de ADN y analizar los polimorfismos. Y, de manera personalizada, prevenir y orientar el tratamiento con dianas terapéuticas.

El desarrollo de técnicas analíticas sofisticadas para el estudio de estos polimorfismos genéticos permite diferenciar las distintas formas alternativas que pueden tener cada uno de ellos. Por eso se utilizan como marcadores elementos que sirven para diferenciar a unas personas de otras.

De ahí el gran valor que, en la medicina personalizada, han adquirido la farmacogenética y la farmacogenómica. Estas disciplinas permiten conocer, en el primer caso, el efecto de la variabilidad genética de un individuo a determinados fármacos y, en el segundo, el estudio de las bases moleculares y genéticas de las enfermedades para desarrollar nuevas vías de tratamiento.

El exoma completo lo podemos conocer a través de una muestra de sangre.

El exoma se compone de aproximadamente 20.000 genes y se puede conocer a través de una simple muestra de sangre. Una vez secuenciados los genes, se analizan para identificar posibles mutaciones o variaciones genéticas, las cuales pueden estar asociadas con un mayor riesgo de desarrollar ciertas enfermedades.

La secuenciación del exoma completo es muy útil para:

- Identificar a las personas que tienen un mayor riesgo de desarrollar ciertas enfermedades.
- Diagnóstico de enfermedades genéticas.
- Investigación.

Hay cribados genéticos específicamente diseñados para conocer los genes asociados que tiene una persona y saber su predisposición genética a sufrir enfermedades, muerte súbita, ictus, hipertensión, infarto de miocardio, cáncer y otras patologías. Por poner un ejemplo, hay más de 50 genes asociados a la hipertensión arterial.

5

El estrés emocional y la gestión de la calma

No es valiente aquel que no tiene miedo,
sino el que sabe conquistarlo.

NELSON MANDELA

La paz interior y espiritualidad que me transmitió Teodora Cea de 112 años en El Escorial me mantiene vivo. Por otro lado, me resultó maravilloso desayunar, mano a mano, en casa del doctor Enrique Rojas, una eminencia de la psiquiatría con el que me siento espiritualmente muy unido. Su serenidad y tono de voz, su admirable biblioteca, y por supuesto sus sabios consejos han sido de gran ayuda para estructurar mi pensamiento. Según el doctor Rojas «la paz personal es un sentimiento de tranquilidad, que se vive con sosiego y quietud, y una persona es equilibrada cuando no pierde la paz en las adversidades».

Considero que sus afirmaciones son un punto de partida y reflexión para entrenar nuestra mente en la gestión del estrés y la calma.

Cada día nos enfrentamos a situaciones que percibimos como amenazantes y que nos obligan a saber gestionar las adversidades típicas de nuestra vida cotidiana.

Cuando te enfrentas a una amenaza percibida, el sistema nervioso se pone en estado de alerta. Mediante señales nerviosas y hormonales, este sistema estimula las glándulas suprarrenales, que se encuentran encima de los riñones, liberando hormonas, como la adrenalina y el cortisol.

La adrenalina hace que el corazón lata más rápido y que la presión arterial aumente.

El cortisol, la hormona principal del estrés, aumenta la glucosa en la sangre, o sea, los niveles de azúcar. También inhibe las funciones del aparato digestivo, del aparato reproductor y los procesos de crecimiento. Este sistema complejo y natural de alarma se comunica a su vez con las regiones del cerebro que controlan el estado de ánimo, la motivación y el miedo.

Los niveles crónicamente elevados de cortisol hacen estragos en la salud física y mental. Algunos de los problemas de salud asociados al cortisol elevado son el síndrome metabólico (la combinación de hipertensión, diabetes y obesidad), la disminución de la densidad ósea (osteoporosis) y la depresión.

Cuando los niveles de cortisol están elevados la mayor parte del tiempo afectan al sistema inmunitario, provocando inflamación crónica y supresión de las defensas del organismo; esto a su vez puede provocar enfermedades autoinmunes, haciéndonos más vulnerables a las infecciones por virus y bacterias y, como consecuencia, se acelera el proceso de envejecimiento.

Coincido plenamente con la doctora Marian Rojas Estapé, admirable psiquiatra y líder de opinión que afirma que «padecemos intoxicación de cortisol y esto provoca dolencias en todo el cuerpo».

En definitiva, el estrés emocional es una respuesta fisiológica y natural del organismo en el que entran en juego diferentes mecanismos de defensa que son necesarios para la supervivencia.

Fases de la respuesta al estrés

Hans Selye describió tres fases sucesivas de adaptación del organismo, a las que llamó Síndrome General de Adaptación:

1. Fase de reacción, estado de alarma.

Ante un estímulo estresante, el organismo reacciona automáticamente preparándose para la respuesta, para la acción, tanto para luchar como para escapar del estímulo estresante. Se genera una activación psicológica y aumenta la capacidad de atención y concentración.

2 Fase de resistencia/adaptación.

Es cuando intentamos adaptarnos a la nueva situación, autorregulándonos. Seguimos en estado de alerta, pero el cuerpo empieza a acostumbrarse y relajarse. El organismo continúa reaccionando para hacer frente a la situación, y aparecen los primeros síntomas de estrés.

3. Fase de agotamiento.

Ocurre cuando el organismo llega al límite y no ha sabido gestionar la situación puntual de estrés correctamente; el estado de alarma se hace continuo, aunque ya no exista la situación agobiante. Se considera entonces estrés crónico.

Si el estrés continúa o adquiere más intensidad, pueden llegar a superarse las capacidades de resistencia, y el organismo entra en una fase de agotamiento, con aparición de alteraciones psicosomáticas y numerosas manifestaciones clínicas muy preocupantes, de las cuales, cada día que pasa, es más difícil recuperarse.

Factores desencadenantes

El estrés emocional puede ser causado por una variedad de factores como:

- Disgustos y problemas en las relaciones personales, familiares y laborales, especialmente conflictos emocionales.
- El sofocón de una mala noticia o también de una gran noticia.
- Cambios de vida, como un nuevo trabajo o la muerte de un ser querido.
- Preocupaciones financieras o laborales.

- Acontecimientos traumáticos, como un accidente.
- Malos tratos psicológicos.
- Agresiones físicas.

Manifestaciones clínicas del estrés

Sobre el organismo	Sobre el estado de ánimo	Sobre la conducta
Dolor de cabeza	Ansiedad	Ataques de gula Cambios en el apetito
Tensión o dolor muscular	Desasosiego	Estar a la defensiva
Dolor en el pecho	Falta de motivación o concentración	Abuso de drogas o alcohol
Fatiga	Problemas de memoria	Consumo de tabaco
Disminución del deseo sexual	Sensación de estar abrumado	Aislamiento social Mala gestión del tiempo
Malestar estomacal	Malhumor	Disminución de la práctica de ejercicio físico
Alteraciones del sueño	Depresión	Ataques de pánico
Disminución de las defensas	Angustia Tristeza	Ataques de ira

Sobre el organismo	Sobre el estado de ánimo	Sobre la conducta
Palpitaciones Taquicardias Latidos cardiacos irregulares	Pensamientos negativos Preocupación excesiva	Frustración Impaciencia excesiva Pérdida de control

El estrés emocional puede tener un impacto negativo en la salud física y mental, hasta tal punto que aumenta el riesgo de enfermedades, entre las que destacan:

- Enfermedades cardiovasculares. La descarga de adrenalina provocada por el estrés aumenta la presión arterial y la frecuencia cardiaca, lo que puede incrementar el riesgo de enfermedades cardiovasculares, como infarto e ictus. De hecho, el estrés puede provocar aumentos bruscos y repentinos de la presión arterial.
- Enfermedades respiratorias. Puede provocar dificultad respiratoria y empeorar los síntomas de enfermedades respiratorias, como el asma y la bronquitis crónica.
- Enfermedades digestivas. Puede causar problemas digestivos, como acidez estomacal, indigestión y diarrea.
- Enfermedades de la piel. Desencadena o empeora afecciones de la piel, como el acné, el eczema, el vitíligo, la alopecia y la psoriasis.
- Enfermedades del sistema inmunológico. Debilita el sistema inmunológico y, por tanto, altera las defen-

sas, lo que puede aumentar el riesgo de enfermedades autoinmunes.

- Enfermedades mentales. Desencadena o empeora una variedad de problemas de salud mental, como ansiedad, angustia, irritabilidad, depresión y trastornos de estrés postraumático.
- Además, contribuye al desarrollo de obesidad, dolor crónico y fatiga.

En definitiva, el estrés provoca cambios físicos y psicológicos, y puede desencadenar o empeorar una variedad de enfermedades, tanto físicas como mentales.

El estrés emocional dispara el riesgo de infartos

El estrés obliga al corazón a trabajar más intensamente y, por tanto, las arterias coronarias que nutren el músculo cardiaco requieren un mayor aporte de oxígeno.

De hecho, existe un aumento significativo de riesgo de infarto durante las dos horas siguientes a un episodio relevante de crisis emocional.

Las emociones extremas y estresantes están aumentando el número de casos del «síndrome de corazón roto» que afecta temporalmente al corazón y que simula un ataque, ya que cursa con los mismos síntomas de dolor en el pecho y sensación de opresión.

El estrés es un indicador fundamental del riesgo cardiovascular. En algunos estudios se observó que alrededor de un 10 % de personas sanas, sin lesiones obstructivas en las arterias coronarias, están sufriendo infartos por una falta de control del estrés emocional.

Hay evidencias científicas que identifican el estrés emocional como un factor de riesgo de infarto de miocardio. Un estudio publicado en el *Journal of the American Medical Association* (JAMA) evaluó a más de 900 pacientes con enfermedad cardiovascular subyacente. Los participantes se sometieron a pruebas estandarizadas de estrés físico y mental para medir la presencia de isquemia miocárdica, que es una reducción significativa del flujo sanguíneo al corazón que impide que el músculo cardiaco reciba suficiente oxígeno, provocada por una oclusión parcial o total de las arterias coronarias (arterial del corazón). Esta situación puede provocar eventos cardiovasculares. Entre los pacientes con enfermedad coronaria estable, la presencia de isquemia inducida por estrés mental se asoció significativamente con un mayor riesgo de muerte cardiovascular o infarto de miocardio.

Personalidad tipo A

Las personas con personalidad tipo A, se caracterizan por ser individuos compulsivos, competitivos, con tendencia a la hostilidad y agresividad, y compromisos múltiples. Entre otras cosas, tienen una probabilidad tres veces superior de sufrir un infarto y, por ello, deben aprender técnicas para gestionar y modificar su conducta.

Gestión de la calma

La gestión de la calma es la capacidad de mantener la serenidad en situaciones desafiantes o estresantes. Es una habilidad importante que puede ayudarnos a lidiar con el estrés, mejorar el bienestar y tomar decisiones acertadas.

Hay muchas maneras de gestionar el estrés y la calma, y lo que funciona para una persona puede que no funcione para otra. Entre mis recomendaciones destacan:

- Identificar las fuentes estresantes de nuestra vida y tomar medidas para abordarlas.
- Práctica de ejercicio físico, que es una manera de liberar tensión, incrementa la resistencia física del individuo a los efectos del estrés y aumenta la resistencia psicológica. La realización de ejercicio nos obliga a desplazar la atención de los problemas psicológicos y nos permite el descanso y la recuperación de la actividad mental desarrollada.
- Planifícate con anticipación. Cuando te sientas preparado para situaciones desafiantes, es menos probable que te sientas estresado.
- Modificación de pensamientos negativos. Los pensamientos negativos son espontáneos y propios de cada individuo.

Cuando aparece una cadena de pensamientos repetitivos negativos hay que intentar evitarlos mediante su interrupción y sustituir esos pensamientos por otros positivos y dirigidos al control de la situación.

- Hacer una respiración profunda. Uno de los mejores resortes para calmar la mente es prestar atención a la respiración. Solo se puede respirar en el presente. Es una forma rápida y efectiva de calmarse. Cierra los ojos y respira profundamente por la nariz y lleva el aire hasta la barriga como los que practican yoga. Luego exhala lentamente por la boca, contando hasta diez.

- Concéntrate en el momento presente. Cuando te sientas estresado, es fácil pensar en el pasado o en el futuro. Intenta centrarte en el momento presente, prestando atención a tus sentidos.

- Haz algo que te guste. Hacer algo que te guste puede ayudarte a relajarte y olvidarte del estrés. Desconecta, escucha música, lee un libro o pasa tiempo con tus seres queridos.

- Busca momentos de placer, como darte un buen masaje, charlar con amigos, un baño en un spa, etc.

- Prueba técnicas de relajación. Existen muchas técnicas de relajación que te pueden ayudar a calmarte, como la meditación, el yoga, el taichí, pilates o chi kung. Experimenta con diferentes técnicas para encontrar con la que te identifiques y te sientas mejor.

- Meditación. Lo más difícil de la meditación es conseguir acallar la mente. La práctica de la meditación estimula cambios fisiológicos de gran valor para el organismo. Se trata de iniciar un viaje hacia dentro, hacia el interior de uno mismo. La puerta de entrada es el silencio. No se trata de cerrar los ojos, sino de ser capaces de afrontar los problemas del día a día desde la calma, la compasión y la tolerancia. Pretende que seas capaz de desarrollar sistemáticamente una serie de actividades, perceptivas y/o conductuales, que nos permitan concentrar la atención en esas actividades y desconectar de la actividad mental cotidiana de aquello que puede resultar tu fuente de estrés.

- Dormir lo suficiente, comer una dieta saludable y hacer ejercicio moderado con regularidad pueden ayudar a reducir el estrés y mejorar tu estado de ánimo.
- Fomentar la distracción y el buen humor constituye una buena medida para prevenir situaciones de ansiedad o para aliviarlas, pues además de facilitar el desplazamiento de la atención de los problemas, contribuye a relativizar la importancia de esos problemas.
- Aprende a decir que no. No es necesario decir que sí a todo lo que se te pide. Es importante aprender a decir que no a las cosas que no se puede o no se quiere hacer.
- Aprende a priorizar. No se puede hacer todo, así que aprende a priorizar tus tareas y responsabilidades.
- Aprende a tomarte descansos. Tómate un tiempo para relajarte y recargar las pilas.
- Hipnosis. Ayuda a modificar las conductas que queremos cambiar, ya que implica un cambio en el estado de la conciencia, lo cual permite una mayor atención y concentración.
- El *mindfulness* es otra herramienta que, por medio de la meditación, permite mantener la atención en el

momento presente, de una forma abierta y sin prejuicios, sin atender situaciones del pasado o el futuro. Esta intervención contribuye a evitar pensamientos automáticos, y hábitos y patrones de conducta poco saludables, como la preocupación, el miedo, el enojo y la evitación, aumentando así la posibilidad de una regulación que favorece el bienestar físico y psicológico. Con el *mindfulness* se entrena a personas en habilidades para sostener la atención en el momento presente, el cuerpo, las emociones, los pensamientos y las sensaciones, lo que genera una mayor conciencia de estos.

- Musicoterapia (30 minutos diarios): la música estimula las áreas positivas de nuestro cerebro y aumenta nuestras capacidades de expresión y comunicación, como veremos más detenidamente en el capítulo 17.
- Aprende a pedir ayuda. Si estás luchando para lidiar con el estrés, no tengas miedo de pedir ayuda a un amigo, familiar o profesional.
- Busca apoyo social. Las relaciones sociales con otros individuos pueden resultar una fuente de soporte psicológico o instrumental. Un grupo social puede constituirse en referencia que facilite al individuo una mejor adaptación e integración en la realidad. Por tanto, es esencial el establecimiento y desarrollo de redes sociales que faciliten apoyo social al individuo. Es muy importante pasar tiempo con las personas que te hacen sentir bien y que te apoyan.

La oración alarga la vida

El paradigma de que la oración alarga la vida es la monja de 116 años Inah Canabarro Lucas que dice: «Mi secreto, mi gran secreto es rezar». Es la monja más longeva y la tercera persona más longeva del mundo. Reza el rosario todos los días por todas las personas del mundo entero. He observado gratamente que todos los supercentenarios poseen el denominador común de la fe. Teodora Cea a sus 112 años me dijo que su mejor recuerdo es de cuando hizo su primera comunión y que es feliz rezando el rosario todos los viernes, ya que es una persona con mucha fe. A Crescencia Galán, de 110 años, le regalé un rosario y lo apretó con fuerza en su mano y así podría seguir contando la inmensa fe que viven los supercentenarios. El nuncio apostólico de la Santa Sede en España y en el Principado de Andorra, Bernardito Auza es un defensor de los valores católicos, espitiruales y religiosos ligados a la fe.

En el mundo de las personas centenarias destaca la vida espiritual y llena de oración de los miembros de la Iglesia Adventista, de Loma Linda, la Zona Azul de California.

Por un sinfín de motivos, vivo con la firme convicción personal de que la oración, además de ser saludable, crea las circunstancias que sientan las bases apropiadas para la curación. Por ello, tengo que confesar que me fascinan las investigaciones sobre los efectos de la oración en los pacientes cardiacos realizadas por mi admirable colega californiano, el cardiólogo Randolph Byrd, que tuvo el coraje de estudiar a 393 pacientes de la Unidad de Coronarias del Hospital General de San Francisco.

En su estudio pudo observar que aquellos pacientes a quienes se dirigían plegarias y oraciones evolucionaban significativamente mejor que los que no estaban incluidos en esta «terapia», como se ha publicado en el *Southern Medical Journal*. Lo mismo ocurrió en la investigación realizada por el American Heart Institute de Kansas (E.U.) y publicada en la revista *Archives of Internal Medicine* sobre 990 pacientes. Este trabajo reveló recuperaciones asombrosas, con una menor estancia hospitalaria en los pacientes encomendados a las oraciones. Resultados similares se reflejan en otro estudio pilotado por el Centro Médico Rabin (Israel) y publicado en el *British Medical Journal*. En él se constata que la oración produce cambios significativos en la evolución de la enfermedad, hasta tal punto que repetir una plegaria ayuda a la relajación, a la vez que reduce la presión arterial y los ritmos metabólicos, cardiacos y respiratorios.

Sin lugar a dudas, la oración marca con su influencia nuestras acciones y conductas, hasta tal punto que las personas que tienen el hábito de orar viven con más paz interior, manifiestan una tranquilidad de porte y reflejan en su rostro una nueva expresión. En lo más profundo de su conciencia brilla una luz: «Rezar significa dirigir el corazón a Dios; cuando una persona ora, instaura con Él una relación viva».

Cuando practicamos la oración empezamos a descubrirnos a nosotros mismos, a cultivar un sentimiento ético, de solidaridad con los más débiles. Descubrimos nuestros egoísmos, nuestra vanidad y nuestros desatinos. Propiamente entendida, la oración es una actividad madura, indispensable para el desarrollo complejo de la personalidad y para la integración de las facultades más profundas del ser humano. Justamente a través de la oración podemos alcanzar la armonía y la unificación de «cuerpo, mente y espíritu», que es lo que otorga a la frágil constitución humana su fortaleza invencible. Los estudios de la Dra. Targ Fisher, sobrina del maestro de ajedrez, graduada en Stanford y profesora de psiquiatría en la Universidad de San Francisco de California, también han puesto en evidencia el papel positivo de la espiritualidad en el proceso de curación.

En estas situaciones siempre recuerdo a Louis Pasteur, el enigmático científico, descubridor de las vacunas. Murió con el rosario en la mano (al igual que mi abuela) tras escuchar la vida de san Vicente de Paúl porque pensó que así ayudaría a salvar a los niños que sufren. Siguiendo su ejemplo, desde hace años, siempre llevo conmigo mi entrañable rosario, que me regaló mi querido amigo Guillermo, y que está bendecido por el papa Francisco.

La influencia de la oración es tan poderosa que el Dr. Larry Possey comprobó que no importa si se asocia al credo cristiano, budista, protestante, hindú o musulmán. El efecto es igualmente positivo pues, a través de la oración, el espíritu se pone en contacto con el Ser Supremo, Invisible, Creador de todas las cosas.

La oración nos introduce en la dimensión sobrenatural de Dios. Así lo ha constatado también el Dr. David Larson, oncólogo radioterápico por la Universidad de Harvard y autor de más de 200 artículos científicos. Según los estudios de Larson, «cultivar la comunicación con Dios renueva nuestro estado de ánimo y cambia nuestra actitud frente a la enfermedad».

En este sentido, acude a mi memoria Albert Einstein, premio Nobel de Física, quien afirmaba: «Hay dos maneras de vivir una vida: la primera es pensar que nada es un milagro; la segunda, que todo es un milagro. Pero de lo que estoy seguro es de que Dios existe».

Personalmente, no tengo ninguna duda al respecto. La oración es un esfuerzo del hombre por llegar hasta Dios. Cuando, por medio de una ferviente oración, nos dirigimos a Él experimentamos una mejoría tanto del alma como del cuerpo. Pienso aquí en Epicteto, el estoico, y en su consejo: «Piensa más a menudo en Dios que las veces que respiras».

Como hoy me siento inspirado, me viene a la memoria Antonio Salieri, el gran compositor de Cámara de José II de Habsburgo en la corte imperial de Viena. En sus diálogos habituales con Dios, un buen día Salieri suplica que le conceda el mismo «don» que a Mozart. Al no lograr su antojo, decide desafiar a Dios, rompe el crucifijo con el que rezaba y concentra su maldad hacia Mozart, a quien hace enfermar y sufrir hasta la muerte. Así se describe en *Amadeus*, obra maestra del gran escritor británico Peter Shaffer. Atormentado, Salieri vivió sus últimos años en un manicomio hasta llegar al suicidio, la mayor catástrofe del ser humano. Me sumo a los que piensan que no debemos mirar hacia atrás con ira, ni hacia delante con miedo, sino alrededor de la conciencia.

Personalmente, sugiero evitar dos grandes errores. El primero es vivir con odio, que es lo más insano y cuyo único antídoto es el perdón. El segundo, solicitar a Dios que gratifique nuestros caprichos.

En resumen, y a la luz de las evidencias científicas anteriormente mencionadas y constatadas por mi converso preferido, Alexis Carrel, premio Nobel de Medicina, la oración es una fuerza tan real como la rotación de la Tierra. «Es una emanación invisible del espíritu del hombre, que es la forma más poderosa que el hombre pueda generar». Si adquieres este hábito «te cambia la vida». Dicho de otro modo: la verdadera oración moldea la vida y la verdadera vida exige oración. Y como decía Einstein: «Si Dios no existiera, habría que inventarlo».

Hay evidencias de que «la oración es el único poder en el mundo capaz de vencer las Leyes de la Naturaleza». A los resultados obtenidos a través de la oración los llamamos «milagros». Es apasionante observar a médicos que han pasado del agnosticismo a una fe inmensa gracias al estudio de casos clínicos de pacientes que se han curado con la ayuda de la oración. De hecho, lugares sagrados como Lourdes han sido testigos de estas curaciones milagrosas. Por este motivo, se ha creado un Comité Médico Científico Internacional en el que participan médicos eminentes cuya única misión es realizar una evaluación médica y confirmar o descartar si se ha producido o no la curación. Uno de los hechos que más me ha impactado ha sido ver con mis propios ojos infinidad de muletas abandonadas a la salida de Lourdes, algo que permanece en mi memoria desde mi primera visita.

En este escenario somos muchos los que hemos adoptado la siguiente fórmula ante la Virgen María, madre de Dios: «TOTUS TUUS EGO SUM, ET OMNIA MEA TUA SUNT. ACCIPIO TE IN MEA OMNIA. MIHI COR TUUM PRAEBE, MA-

RIA» («Yo soy todo para ti y todo lo que tengo es tuyo. Toma mi todo. ¡Oh, María, dame tu corazón!»).

Cuando estás con una persona con fe, observas que brilla una luz especial, porque un constante y silencioso milagro opera, cada segundo, en los corazones de esos hombres y mujeres. Ellos han descubierto que la oración los provee de una corriente continua de poder que los sostiene en sus vidas cotidianas.

Hay muy pocas personas con sensibilidad especial para comprender que la verdadera devoción a la Virgen María, madre de Dios, es justamente cristocéntrica. Es más, está profundamente enraizada en el misterio trinitario de Dios y en los de la Encarnación y la Redención. Así se refleja en la gran obra *La devoción verdadera a María*, de san Luis Grignion de Montfort. Y, precisamente, el Oratorio de Lourdes en Madrid es un verdadero paradigma de las evidencias de sus misterios. Testimonios del papel que Lourdes juega en sus vidas, plasmados en placas de mármol esculpidas con frases de agradecimiento a la Virgen de las numerosas familias que se han curado.

En este contexto hay que tener en cuenta que el trípode de la longevidad es: la oración, el ayuno y la limosna. La limosna es la actitud de misericordia hacia los necesitados y el ayuno es una necesidad vital que se expresa en la comida, pero abarca todas las dimensiones de la vida. Por el ayuno, el espíritu se purifica y el cuerpo se agiliza. ¿De qué podemos ayunar? La oración nos lo irá indicando: de tantas cosas que nos estorban para estar atentos a Dios y a las necesidades de los demás. El ayuno nos abre a las necesidades de los demás.

6

La dieta de la longevidad

Que la comida sea tu medicina
y la medicina sea tu comida.

Hipócrates

Los supercentenarios comen muy sano y equilibrado, productos bajos en sal y en azúcar, por eso todos son delgados. A Maria Branyas, con 117 años, le encantan los yogures y a Teodora Cea a sus 112 años le sigue encantando el chocolate con churros, a Crescencia Galán, de 110 años, el chocolate la vuelve loca; a Engraciano González le gustan mucho el pescado y los cereales integrales; a Servando Palacín las cremas de verduras y a Josefa Navas, de 107 años, las verduras y el pescado.

He tenido el gratísimo honor de ser el médico de Nanita Kalaschnikoff, hija del Caballero Audaz y musa de Salvador Dalí, la mujer más decisiva para el genio, después de Gala. En ella observé que sus arraigadas sanas costumbres se basaban en la ingesta de productos orgánicos, en una dieta mediterránea rica en pescados, verduras y aceite de oliva. Una dieta que, unida a su mente activa y a su intensa vida social hacía que cuando tenía 92 años aparentara una edad biológica 20 años inferior a su edad cronológica. Charlar con ella siempre fue una fuente de inspiración y un espacio para la reflexión.

Para hablar de alimentación, vamos a realizar un recorrido por las reglas de oro de la dieta asociada a la longevidad que debemos adoptar, con disciplina, como patrón de comportamiento habitual.

Si queremos vivir con más vitalidad y sanos, los aspectos más relevantes que debemos tener en consideración son los siguientes:

- Llevar una dieta mediterránea.
- Consumir productos orgánicos.
- Realizar periodos de ayuno intermitente.
- Restringir la sal y el azúcar.
- Restricción calórica.
- Hidratación.
- Ayuno intermitente.

Para practicarlos, nada más sencillo que comprender que una dieta equilibrada y cardiosaludable es sencilla, asumible económicamente y rápida de preparar. La clave está en no abusar de aquellos alimentos que no son beneficiosos. El menú solo requiere un poco de imaginación y una dosis de interés.

La solución es fácil y está a nuestro alcance, solo se trata de comer de manera más consciente sobre la importancia de vivir sano hasta los 120 años.

Dieta mediterránea

El interés creciente en esta dieta se deriva del hecho de que los países que la siguen tienen menores índices de enfermedad cardiovascular y cáncer que otros con similares características metabólicas y raciales.

La dieta mediterránea se caracteriza por un alto consumo de aceite de oliva, frutas, frutos secos, verduras y cereales, un consumo elevado de pescado y aves de corral y una baja ingesta de productos lácteos, carnes rojas, carnes procesadas y dulces, además de un consumo moderado de vino en las comidas. Una dieta rica en alimentos cardiosaludables realmente puede ayudar a reducir el colesterol total y el colesterol LDL (el malo).

La dieta mediterránea tiene evidentes efectos protectores sobre el corazón gracias a:

- Una ingesta de grasas poli o monoinsaturadas la mayoría de ellas provenientes del aceite de oliva, los pescados (ricos en omega-3) y las aves.
- Un elevado porcentaje de sales minerales, antioxidantes, vitaminas y fibra gracias a las verduras, frutas, hortalizas y legumbres.
- Consumo de pan, arroz, cereales y legumbres integrales, que aportan carbohidratos esenciales.
- Un uso moderado de las bebidas alcohólicas.
- Reducida inclusión en la dieta de carnes rojas y quesos ricos en grasas saturadas.
- Eliminación de ultraprocesados y grasas trans.

Dieta mediterránea
Aceite de oliva
Todo tipo de pescados, preferentemente azules
Frutas y frutos rojos
Verduras, hortalizas y legumbres
Cereales, pasta y arroz
Aves
Consumo moderado de vino
Limitación de carnes rojas y quesos grasos
Limitación a tres huevos semanales

Consumo de productos frescos y orgánicos

Los productos orgánicos son aquellos que se producen sin el uso de productos químicos sintéticos, como pesticidas, fertilizantes y hormonas, entre otros. Se cultivan utilizando métodos tradicionales y sostenibles, que protegen el medio ambiente y la salud de los consumidores, ya que están producidos en tierras que han estado libres de productos químicos sintéticos durante al menos tres años.

Suelen tener más nutrientes que los productos convencionales. Esto se debe a que los métodos de producción orgánicos promueven el crecimiento de plantas y animales sanos.

Deben estar etiquetados como «100 % orgánico», garantía de que los ha inspeccionado un organismo certificador independiente y están regulados por la Unión Europea.

Restricción calórica

La restricción calórica consiste en reducir la ingesta de calorías sin causar malnutrición. Se puede lograr de varias maneras: reduciendo la cantidad de alimentos que se comen, eligiendo alimentos con menos calorías, o combinando ambos enfoques. Se trata de comer hasta sentirse lleno en un 80 % y de no acabar empachado en cada comida.

Tiene una serie de beneficios, entre los que destacan:

- Contribuye a la pérdida de peso.
- Mejora de la salud cardiovascular.
- Reduce el riesgo de cáncer.
- Mejora de la función cognitiva: puede mejorar la memoria, el aprendizaje y otras funciones cognitivas.

Ayuno intermitente

El ayuno intermitente es una práctica muy en boga, que consiste en alternar periodos de ayuno con periodos de alimentación.

Los tipos más comunes de ayuno intermitente son:

- Ayuno 16/8: Es el tipo de ayuno intermitente más popular. Consiste en ayunar durante 16 horas y comer durante 8 horas.
- Ayuno de días alternos: Consiste en ayunar durante 24 horas un día y comer normalmente al día siguiente.
- Ayuno 5:2: Consiste en comer normalmente durante cinco días y ayunar durante dos días. En los días de ayuno, se suele consumir un máximo de 500 calorías.

El ayuno intermitente se ha relacionado con una serie de beneficios, entre ellos:

- Ayuda a quemar grasas y, por tanto, a perder peso y/o a mantener un peso saludable.
- Ayuda a mejorar el metabolismo, lo que reduce el riesgo de desarrollar enfermedades crónicas, como diabetes tipo 2, enfermedades cardiovasculares y cáncer.

Se puede lograr de varias maneras:

- Comienza lentamente. Si somos nuevos en esta práctica, debemos empezar con un periodo de ayuno más corto, como 12 horas. Una vez que nos sentimos cómodos con este periodo, podemos aumentarlo gradualmente.
- Escucha tu cuerpo. Si nos sentimos mal durante el ayuno, lo debemos interrumpir.
- Hidrátate bien. Es importante mantenerse hidrata-

do durante el ayuno. Bebe mucha agua, al menos dos litros al día.

- Come alimentos saludables. Contribuye a garantizar que obtenemos los nutrientes que necesitamos.

Sin embargo, hay algunas controversias científicas sobre los beneficios y riesgos del ayuno y, en este sentido, recomiendo ser muy prudente y hacerlo bajo prescripción médica, especialmente cuando hay una patología de base.

Restricción del azúcar

La restricción del azúcar ofrece una serie de beneficios para la salud, entre los que destacan:

- Ayuda en la pérdida de peso y a mantener un peso saludable. Esto se debe a que el azúcar es una fuente concentrada de calorías que contribuye al aumento de peso.
- Reduce el riesgo de desarrollar enfermedades crónicas, como la obesidad, la diabetes tipo 2, las enfermedades cardiovasculares y el cáncer.
- Aumenta los niveles de energía.
- Reduce la inflamación.
- Mejora la función cognitiva.
- Debemos leer las etiquetas de los alimentos para identificar los alimentos y bebidas con alto contenido de azúcar.
- La forma más práctica de restringir la ingesta de azú-

car es eliminar o reducir la cantidad de alimentos y bebidas azucarados que consumes, como refrescos, dulces, galletas, pasteles y helados.

Restricción de la sal: pacientes sal-sensibles

El concepto de «sensibilidad a la sal» tiene su origen y fundamento en los estudios epidemiológicos poblacionales llevados a cabo en diferentes partes del mundo, los cuales demostraron que la prevalencia de hipertensión arterial aumentaba a medida que se hacía más importante el consumo de sal en la población estudiada.

El 70 % de las personas son sal-sensibles, es decir, su presión arterial aumenta cuando consumen sal y disminuye si se produce una restricción salina.

Solamente la ingestión de sodio en forma de cloruro sódico determina un incremento significativo de las cifras de presión arterial.

Por el contrario, en las personas sal-resistentes, ni la sobrecarga ni la restricción salina modifican las cifras tensionales.

Aceite de oliva virgen extra

El aceite de oliva es rico en ácidos grasos monoinsaturados (ácido oleico), vitamina E y fitoesteroles, todos ellos compuestos cardioprotectores que aumentan el colesterol HDL (el bueno). Una forma fácil de sustituir grasas saturadas insanas por grasas saludables para el sistema cardio-vascular es utilizar unas dos o tres cucharadas de aceite de oliva al día, como veremos más detalladamente en el capítulo 11.

Hidratación

Los centenarios y supercentenarios tienen el punto débil de no beber mucha agua al día, porque no sienten sed. El agua que consumimos es esencial para:

- el funcionamiento celular, ya que es necesaria para las reacciones bioquímicas;
- la producción de energía y la síntesis de proteínas;
- el transporte de nutrientes y oxígeno;
- para la eliminación de desechos, como las toxinas a través de la orina;
- la regulación de la temperatura corporal, ya que el agua la mantiene estable a través del sudor y la transpiración;
- la absorción y digestión de los alimentos y nutrientes;
- la salud de la piel, ya que la mantiene elástica, evitando la aparición de arrugas y sequedad;
- el desempeño cognitivo y físico, ya que influye en la concentración, la función cognitiva y el estado de ánimo; y
- previene enfermedades como estreñimiento, cálculos renales e infecciones urinarias.

Si los riñones no reciben la hidratación suficiente, no lograrán eliminar con eficiencia los desechos que filtran de la sangre a través de la orina, provocando una posible acumulación de toxinas.

Además, pueden formarse cálculos renales si no se ingiere el agua suficiente para descartar este tipo de depósitos minerales. Sin hidratación, también aparecen infecciones urinarias, ya que cuanta más orina se produce, más se expulsan las bacterias del tracto urinario.

Bebiendo los dos litros de agua necesarios, los riñones funcionan mejor, ya que regulan los electrolitos, y la presión arterial. Si no se mantiene la hidratación adecuada, se puede producir daño e insuficiencia renal.

Un estudio publicado en la revista *eBioMedicine* encontró que las personas que estaban menos hidratadas tenían un mayor nivel de sodio en sangre, mientras que las que bebían más agua solían tener menores cantidades. A partir de ahí, encontraron una correlación entre el primer grupo y una mayor predisposición a desarrollar enfermedades crónicas. Tenían un 39 % más probabilidades de presentar problemas de corazón, diabetes, demencia, o problemas pulmonares, entre otros. Además, tenían un 50 % más de probabilidad de ser «mayores que su edad cronológica» o incluso morir a edades más tempranas que el grupo con niveles más bajos de sodio.

Actualmente, las guías médicas de Estados Unidos aconsejan consumir entre dos o tres litros de agua al día, es decir, cumplir la regla de los ocho vasos diarios, aunque la realidad es que la cantidad depende también de la edad, la actividad física que hagamos o dónde vivamos.

Los centenarios y supercentenarios tienen el punto débil de no beber mucha agua al día, porque no sienten sed.

Vino tinto: máximo dos o tres copas al día

Acompañar la comida con un poco de vino es una costumbre que se ha convertido en un hábito cardiosaludable entre la población adulta.

El vino tinto contiene polifenoles y flavonoides y, por tanto, es un poderoso antioxidante y antiinflamatorio, por lo que actúa como inhibidor en las primeras fases de la arterioesclerosis.

Cada vez son más los efectos beneficiosos que conocemos del vino en materia de nutrición y salud, como se ha constatado en estudios realizados en la Universidad de Harvard. Los resultados de estudios publicados recientemente aportan nueva luz sobre los mecanismos a través de los cuales el vino ejerce un efecto protector sobre el sistema cardiovascular.

El consumo moderado de vino tinto (dos o tres copas), como bebida rica en polifenoles, tiene efectos positivos sobre la salud cardiovascular.

Dentro de los posibles mecanismos beneficiosos del consumo moderado de vino se encuentran la prevención de las lesiones arteriales y la prevención de la trombosis arterial.

De hecho, la ingesta moderada reduce algunos marcadores generales de la inflamación como la proteína C reactiva (PCR), el fibrinógeno y la interleukina 1 en sangre.

El consumo moderado reduce la incidencia de cardiopatía isquémica en un 10-30 % en los sujetos normales y en un 30-40 % en los pacientes con enfermedad coronaria.

Asimismo, el consumo moderado aumenta el HDL en 3,99 mg/dl y reduce el riesgo de cardiopatía coronaria en un 16,5 %.

Los efectos positivos más relevantes del vino son:

- Aumento del HDL (colesterol bueno).
- Disminución de la capacidad de oxidación de las partículas del LDL (colesterol malo).

En su última guía sobre el consumo de alcohol y la salud cardiovascular, la Sociedad Europea de Cardiología recomienda que las personas sanas consuman no más de dos o tres copas de vino al día. Estas recomendaciones se basan en la evidencia científica disponible, que sugiere que el consumo moderado de vino puede tener un efecto beneficioso sobre los lípidos en sangre, la presión arterial y la inflamación.

Sin embargo, la Asociación Americana de Cardiología (AHA) también señala que estas recomendaciones deben interpretarse con prudencia, ya que el riesgo de efectos adversos del consumo de alcohol aumenta con la cantidad ingerida.

Por último, hay que advertir que el consumo excesivo de vino puede incrementar el riesgo de los siguientes problemas de salud:

- Las pastillas contra la hipertensión arterial pierden su efecto.
- Puede desencadenar fibrilación auricular (la arritmia cardiaca más frecuente).
- Ictus.
- Hipertensión.
- Daño hepático.
- Depresión.
- Violencia/agresividad.

Por todo ello, es importante que las personas que consuman alcohol lo hagan de manera responsable y consciente de los riesgos potenciales.

Aumentar el consumo de pescado

Un alimento que debe formar parte de una dieta saludable es el pescado, especialmente los azules, como el atún, el salmón, las sardinas o boquerones, el bonito, el verdel, el chicharro o la trucha. Se recomienda consumirlos al menos tres veces por semana, dado que son una fuente rica en ácidos grasos omega-3.

Los pescados azules tienen en promedio unos 10 g de grasa rica en ácidos grasos poliinsaturados, como DHA (docosahexanoico) y EPA (eicosapentanoico). Estos ácidos son reconocidos por su capacidad para disminuir el colesterol LDL (el malo) y los triglicéridos plasmáticos, elevar el colesterol HDL (el bueno), aumentar la vasodilatación arterial y reducir el riesgo de trombosis y mejorar la tensión arterial. Por estos efectos se postulan como cardioprotectores.

Frutos secos

Tomar un puñado de frutos secos todos los días (4-6 unidades), como almendras, avellanas o nueces, es una buena fuente de sustancias antioxidantes y un complemento perfecto para reducir el colesterol. Lo ideal es tomarlos solos o añadirlos a una ensalada verde, en los cereales de la mañana o en una taza de yogur descremado para ayudar a reducir el colesterol LDL y el nivel de triglicéridos.

Las nueces suponen un aporte rico en ácido alfa-linoleico, que el organismo transforma en ácidos grasos omega-3. También contiene fitoesteroles, ambos reconocidos por su papel en el organismo para contrarrestar los efectos de las moléculas que causan oxidación y dañan a las células.

Frutas

Hay frutas que tienen un elevado poder antiinflamatorio. La Universidad de Harvard, a través de un estudio publicado en *American Journal of Clinical Nutrition*, destaca un listado con las más recomendables:

- Frutos rojos o silvestres. Desde las fresas y moras hasta los arándanos, estas frutas son particularmente potentes en actividad antioxidante y antiinflamatoria. Junto con la fibra y la vitamina C, las bayas «poseen fitoquímicos pigmentos vegetales, como las antocianinas y el ácido elágico». Los estudios han relacionado su consumo «con menores riesgos de enfermedades cardiacas, enfermedad de Alzheimer y diabetes».
- Manzanas. Se deben tomar frescas, con piel y orgánicas. Lo ideal es consumir una al día. Los componentes se han asociado con efectos antiinflamatorios y con un aumento de los microbios beneficiosos en el intestino. Las mazanas son una rica fuente de fibra y vitamina C, pectina y polifenoles. Contienen quercetina, un flavonoide conocido por sus efectos antioxidantes y antiinflamatorios, y pectina, un tipo de fibra soluble. Estos compuestos combaten el estrés oxidativo y también han demostrado ser cruciales en la reducción del riesgo de fragilidad, especialmente en personas mayores.
- Cerezas. Contienen fibra, vitamina C, potasio y una variedad de fitoquímicos asociados con sus colores. Los altos niveles de compuestos fenólicos en las cerezas, que se han relacionado con una reducción de la inflamación, pueden estar detrás de estos beneficios.
- Frutas ácidas. Las naranjas, los pomelos, los limones y las limas son ricos en vitamina C, pero también contienen fibra, potasio, calcio, vitamina B, cobre y

fitoquímicos, antiinflamatorios como flavonoides y carotenoides. Los nutrientes que se encuentran en los cítricos se han asociado con efectos protectores del corazón.

- Granadas. Contienen grandes cantidades de vitamina C y K, potasio, fibra y potentes fitoquímicos como antocianina y resveratrol.
- Uvas. Están repletas de fibra, vitaminas C y K y potentes fitoquímicos que son antiinflamatorios.

Legumbres

Algunas sustancias fitoquímicas de las leguminosas intervienen de forma directa en la reducción del colesterol sérico y en la prevención de la formación de la placa de ateroma que degenera en enfermedades cardiovasculares. Las lectinas favorecen el transporte de colesterol sanguíneo y su metabolismo y reducen el riesgo de acumulación en las paredes de las arterias. Las saponinas disminuyen la absorción de colesterol en el tracto digestivo, por lo que su aportación también es beneficiosa. Además, las legumbres tienen fibra e isoflavonas, con efectos positivos demostrados en las dislipemias.

Las legumbres se pueden consumir en ensalada, sopas, cremas, en forma de paté vegetal (como el humus elaborado con garbanzos) y en guarnición de carnes o pescados.

Avena

Es rica en grasas monoinsaturadas como ácido linoleico, avenasterol, fibra y lecitina, cuyo efecto ha demostrado la reducción de colesterol plasmático. El avenasterol es un fitoesterol con capacidad de disminuir la absorción de colesterol en el intestino, al igual que la lecitina. Una taza de copos de avena por la mañana es una fuente rica de fibra que ayuda a la digestión y reduce la absorción del colesterol.

Cebada

Comparte con la avena su riqueza en un tipo de fibra soluble, los betaglucanos, que han demostrado eficacia en la reducción del colesterol-LDL. Las investigaciones se centran en el tocotrienol, una forma de vitamina E con potente efecto antioxidante, localizado en las cáscaras de los granos de cebada, avena y arroz integral.

Algunas propuestas para probar este saludable cereal son una menestra de verduras salteada con cebada, en ensalada con arroz salvaje, calabacín y bonito o en sopa con lentejas.

Soja

Es una importante fuente de proteínas y tiene gran riqueza en grasas poliinsaturadas que elevan el HDL. El consumo habitual de soja como leguminosa (o como aceite) aporta una cantidad significativa de grasa de alta calidad nutricional (ácidos linoleico y oleico), lecitina e isoflavonas, con repercusiones beneficiosas para el organismo por su eficacia reductora del colesterol sérico. Las isoflavonas, en especial la genisteína, una de las más abundantes en la soja, ejercen una acción inhibidora de la agregación plaquetaria y una actividad antioxidante sobre las lipoproteínas de alta densidad (LDL), lo que ayuda en la disminución del colesterol plasmático.

La soja en grano se puede preparar hervida o guisada, como cualquier legumbre. A partir de ella se obtienen multitud de derivados, como los brotes germinados de soja, la bebida de soja, el tofu, el tempeh, el tamari o salsa de soja, el seitán (que, por su aspecto, se conoce como «carne vegetal») o el miso o pasta fermentada, elaborada con las semillas de soja y que da sabor y cuerpo a sopas o cremas. En ningún caso debe consumirse soja transgénica.

Frijoles

Las alubias o habichuelas son buenas para el corazón y el sistema cardiovascular e incluyen todas las variedades de frijoles: judías blancas, garbanzos, frijoles negros y lentejas. Contienen gran cantidad de fibra, que reduce el LDL. Un estudio de la Universidad de Arizona constató que los consumidores de media taza de frijoles al día redujeron el colesterol en un 8 % en 24 semanas.

Aguacates: todos los días

Según la American Heart Association, los aguacates disminuyen los niveles de colesterol LDL. Los beneficios de los aguacates para la salud son similares a los del aceite de oliva, dado que ambos contienen grasas monoinsaturadas que reducen el colesterol LDL. El aguacate se puede utilizar como aderezo en una ensalada cremosa en lugar de queso, untado en un sándwich en vez de mantequilla o en forma de guacamole, como hacen los mexicanos. Los aguacates proporcionan un alto contenido en grasas monoinsaturadas que mejoran los niveles de colesterol HDL y reducen el LDL.

Té verde

La epigalocatequina-3-galato (EGCG, por sus siglas en inglés) es un conocido compuesto de polifenoles concentrado en el té verde. Ofrece impresionantes beneficios para la salud.

Puede, además, funcionar restaurando la función mitocondrial en las células, actuando sobre las vías involucradas en el envejecimiento. Asimismo, induce la autofagia, el proceso por el cual el cuerpo elimina el material celular dañado.

Por otro lado, una revisión recogida en *Molecules* sugiere que su ingesta diaria puede suprimir el envejecimiento cerebral al activar las células nerviosas y reducir el estrés.

7

El ejercicio físico es vital

La batalla más difícil la tengo todos los días
conmigo mismo.

NAPOLEÓN BONAPARTE

Mientras que Servando Palacín está en forma, gracias a
que a sus 109 años está delgado y practica gimnasia en su
cama con movimientos como si estuviera en una bicicleta,
Mick Jagger, la gran estrella del rock, a sus 82 años camina
y corre entre 12 y 20 kilómetros durante un concierto.
Cada vez que lo voy a ver, admiro lo flaco que está y esos
saltos que da con una vitalidad sorprendente. Sin lugar a
dudas, encarna el arquetipo de la eterna juventud y si nos
paramos a pensar, se trata de algo tan sencillo como el
ejercicio físico, que unido a la música, produce sensaciones de extraordinario bienestar emocional que le permite a Jagger estar en condiciones óptimas de salud física y
mental.

En mis entrevistas con supercentenarios y centenarios
he podido constatar cómo Servando Palacín, a sus 109 años,
seguía practicando el movimiento de la bicicleta en la cama

antes de levantarse. Una práctica diaria que le garantiza mantener su movilidad.

Siempre he admirado a las personas que se levantan muy temprano para realizar ejercicio físico, ya que sin lugar a dudas, junto con la dieta, constituye el 75 % de nuestra salud y bienestar. Por este motivo, quiero traer a colación la maravillosa frase de mi querida amiga la doctora María López-Ibor, admirable catedrática de psiquiatría y escritora: «Caminar 30 minutos al día tiene un efecto igual que un ansiolítico en casos leves». Debemos memorizar esta frase y automatizarla en nuestra mente.

Cada día me sorprende más observar que hay muchas personas viviendo en los extremos. Me explico: un porcentaje elevado de la población no practica ejercicio físico, y esto se traduce en que la inactividad física está considerada como la cuarta causa de muerte en el mundo. En el otro extremo están los que practican ejercicio físico intenso y/o extenuante sin el más mínimo conocimiento de si tienen alguna oclusión en sus arterias coronarias, lo que los expone al riesgo de una muerte súbita.

Estas dos situaciones extremas las quiero describir y dejar muy claras para evitar vivir al borde de un acantilado.

Lo verdaderamente difícil es tomar conciencia de la importancia de la moderación cuando realizamos ejercicio.

El ejercicio físico es vital para la salud, es una parte esencial de una vida saludable y, de hecho, tiene muchos beneficios para la salud física y mental:

- Mejora la salud cardiovascular. El ejercicio físico ayuda a fortalecer el corazón y la capacidad funcional de los pulmones. Reduce en un 50 % el riesgo de enfermedad cardiovascular.

- Mejora las cifras de presión arterial. Eleva el colesterol HDL (el bueno). Disminuye el riesgo de hipertensión, ictus e infarto.
- Mejora la función pulmonar.
- Es fundamental para el equilibrio energético. Aporta energía y buen humor.
- Disminuye hasta un 50 % el riesgo de sufrir diabetes tipo II. Disminuye la resistencia a la insulina.
- Ayuda a controlar el peso, ya que disminuye el riesgo de obesidad.
- Mejora la fuerza muscular y la resistencia, pues contribuye a fortalecer los músculos y a mejorar la resistencia.
- Disminuye el riesgo de padecer dolores lumbares y de espalda.
- Mejora la salud ósea, puesto que fortalece los huesos y reduce el riesgo de osteoporosis.
- El ejercicio físico mejora el equilibrio y la coordinación.
- Reduce el estrés, la ansiedad, la depresión y los sentimientos de soledad, ya que ayuda a liberar endorfinas, que tienen efectos antidepresivos y por tanto mejora el estado de ánimo.
- Mejora la calidad del sueño.
- Mejora la apariencia física, el descanso nocturno y la capacidad de socialización.
- Contribuye a mantener la independencia a lo largo de los años.

- Es una parte importante de la rehabilitación cardiaca tras un infarto de miocardio. Se ha demostrado que ayuda a mejorar la capacidad funcional, la calidad de vida y la supervivencia de las personas que han sufrido un infarto.

Tipos de ejercicio

- Los aeróbicos o de resistencia aumentan el ritmo cardiaco y la respiración.
- Los de fuerza aumentan la masa y la fuerza muscular.
- Los de flexibilidad o estiramientos mejoran el tono muscular.

Cómo debe practicarse ejercicio físico

Para mejorar y mantener la salud bastan al menos 20-30 minutos de actividad física de intensidad moderada, cinco días por semana.

Las personas moderadamente activas tienen menos posibilidades de sufrir un infarto e ictus que las más habituadas al sedentarismo.

Hay muchas formas diferentes de realizar ejercicio físico, pero es esencial encontrar una actividad física que sea agradable y que se pueda realizar de forma regular.
Si no estás acostumbrado a realizar ejercicio físico, es

importante empezar poco a poco e ir aumentando gradualmente la intensidad y la duración de las sesiones. Algunas alternativas incluyen caminar, correr, nadar, andar en bicicleta, bailar y hacer yoga. Otra posibilidad es acudir a un gimnasio, una piscina u otra instalación deportiva con el fin mantenerse físicamente activo. Dentro de este objetivo hay que poner en valor a los entrenadores físicos.

Para llevar una vida más activa otra opción es apuntarse a una escuela de baile, o en su defecto, dar paseos y evitar permanecer sentado durante varias horas.

Precaución con el ejercicio intenso

Es importante consultar con un médico antes de empezar un nuevo programa de ejercicio físico, especialmente si es intenso y si hay sospecha de alguna oclusión en las arterias coronarias. En estos casos se debe realizar una prueba de esfuerzo (ergometría) y, si fuera necesario, un angiotac coronario, que es una prueba de imagen que nos permite saber si hay depósito de calcio y placas de colesterol que obstruyan en más de un 70 % alguna arteria coronaria.

Prueba de esfuerzo previa al ejercicio intenso

Es recomendable conocer nuestra capacidad de respuesta al esfuerzo y para ello lo ideal es realizar una ergoespirometría, en tapiz rodante o bicicleta estática. Se trata de una prueba de esfuerzo con análisis y medición de gases que nos permite conocer en detalle el rendimiento de una persona a nivel cardiaco y respiratorio. Sirve para medir el trabajo físico y estudiar la capacidad de adaptación del organismo al ejercicio, tanto a nivel cardiovascular, como respiratorio y metabólico.

Su aplicación práctica nos permite:

- Medir el nivel de condición física y determinar el consumo de oxígeno para entrenar de forma segura.
- Analizar la respuesta al esfuerzo de la frecuencia cardiaca y la tensión arterial.

La principal ventaja de la prueba de esfuerzo con análisis de gases es que nos permite conocer el consumo de oxígeno que nos indica cuál es nuestra capacidad de utilización del oxígeno.

Muerte súbita en el deporte

Es muy preocupante el aumento de casos de muerte súbita en el deporte, y todo por una falta de conocimiento y anticipación.

En personas mayores de 35 años, la causa más frecuente de muerte súbita es el infarto agudo de miocardio. En las personas jóvenes suele estar relacionada con enfermedades cardiacas asociadas a genes que pueden afectar tanto al músculo del corazón (miocardiopatías, entre ellas la más frecuentemente asociada es la miocardiopatía hipertrófica), como a la actividad eléctrica del mismo (como el síndrome de Brugada o el síndrome de QT largo).

En este tipo de casos es esencial saber nuestros antecedentes familiares, nuestra predisposición genética, así como la existencia de alguna oclusión de nuevas arterias coronarias a través de una prueba diagnóstica de imagen, que, como ya he comentado, se llama angiotac coronario.

Ejercicio físico y cáncer

En el caso del cáncer, el ejercicio físico puede ayudar a:

- Reducir el riesgo de desarrollar cáncer. Las personas que hacen ejercicio con regularidad tienen un menor riesgo de desarrollar varios tipos de cáncer, incluyendo los de colon, mama, próstata y pulmón.
- Mejorar el pronóstico del cáncer. Puede mejorar el pronóstico del cáncer en personas que ya han sido diagnosticadas. También puede reducir el riesgo de recurrencia de la enfermedad y mejorar la calidad de vida de las personas que lo padecen.
- Reducir los efectos secundarios del tratamiento del cáncer. Contribuye a reducir los efectos secundarios del tratamiento del cáncer, como la fatiga, la pérdida de masa muscular y la ansiedad.

La falta de actividad física produce enfermedades

Al menos un 60 % de la población mundial no realiza la actividad física necesaria para obtener beneficios para la salud. Esto se debe a un aumento de los comportamientos sedentarios durante las actividades laborales y domésticas. Se llama sedentarismo a la falta de actividad física regular, es decir, el no practicar 30 minutos diarios de ejercicio al menos tres días a la semana.

Del mismo modo, se considera sedentaria a aquella persona que solo efectúa una actividad semanal de forma no repetitiva, pues las estructuras y funciones del organismo deben ejercitarse y estimularse al menos cada dos días.

Uno de cada tres adultos no realiza un nivel suficiente de actividad física. Son muchas las personas que de forma equivocada prefieren estar en casa tumbadas en el sofá con el mando a distancia de la TV a salir a dar un paseo.

La inactividad física está en aumento en muchos países, lo que incrementa la carga de enfermedades no transmisibles y afecta a la salud general en todo el mundo. Según la Organización Mundial de la Salud (OMS), la inactividad física es la principal causa de aproximadamente:

- El 30 % de infartos e ictus.
- El 27 % de los casos de diabetes.
- El 21-25 % de los cánceres de mama y colon.

El sedentarismo produce un aparato cardiovascular cada vez más ineficaz. Además, ocasiona la pérdida de masa ósea

y muscular y el aumento de masa grasa, lo que disminuye las posibilidades de trabajo físico, y reduce la generación de endorfinas, con lo que aparece el dolor.

La superestrella Taylor Swift: un paradigma de ejercicio físico

Me fascina el entrenamiento físico al que se somete Taylor Swift. La superestrella llama la atención por su extraordinaria forma física, que le permite aguantar tres horas cantando y bailando en un escenario sin parar. En una entrevista con *Time*, Taylor reveló que corre en la cinta todos los días mientras canta todo el *setlist* de su última gira «Eras Tour» en voz alta. Taylor confesó que corre para las canciones más rápidas y trota o camina para las canciones más lentas. Algo similar lo podemos practicar en casa, ya que correr es una forma de fortalecer los músculos, mientras mejora nuestra condición cardiovascular. Subirse a la cinta de correr también puede mejorar nuestra salud mental y reducir los síntomas de ansiedad, depresión y estrés. Para ello, es necesario concentrarse en aumentar la resistencia día a día empezando por un entrenamiento de 25 minutos. Taylor reveló que comenzó a tomar clases de entrenamiento de baile antes de embarcarse en su gira. Como parte de su entrenamiento, Taylor usa pesas para concentrarse en el desarrollo de la fuerza y la resistencia.

Los entrenamientos con pesas, con el uso de mancuernas durante las sentadillas y las planchas son una forma extraordinaria de desarrollar fuerza y mejorar la salud física y especialmente la salud mental. Por otro lado, Taylor hace ejercicios de respiración, que son una excelente manera de fortalecer el diafragma y otros músculos abdominales. Esta práctica es de gran apoyo también para la meditación, ya que puede reducir los niveles de estrés y ansiedad.

Hay que tomar conciencia de la importancia que tiene fomentar la actividad física y el deporte, mediante el impulso de todos los profesionales de la actividad física con el firme compromiso de integrarla en los hábitos y estilos de vida de los ciudadanos.

En definitiva, el ejercicio físico, al liberar las hormonas de la felicidad nos aporta alegría, bienestar, lo que me hace traer a colación otra vez a la doctora María López-Ibor, que afirma que «la alegría es una experiencia de vida y se puede aprender».

8

Los suplementos prolongevidad

En el punto donde se detiene la ciencia
empieza la imaginación.

JULES DE GAULTIER

Naty Abascal, la musa del diseñador Valentino, representa un modelo paradigmático de hábitos saludables y de admirable conocimiento de suplementos para cuidar la salud y el bienestar.

A través de sistemas de inteligencia artificial, se están evaluando más de 800.000 moléculas, con la intención de predecir su actividad senolítica.

Los senolíticos son fármacos que inducen selectivamente la muerte de células senescentes, que son aquellas que han dejado de dividirse y que al acumularse en organismos envejecidos aceleran el proceso de envejecimiento. Es decir, los senolíticos eliminan las células senescentes, lo cual retrasa la edad de aparición de enfermedades.

La mayoría de los compuestos senolíticos identificados hasta la fecha han visto obstaculizado su uso práctico por tener una escasa biodisponibilidad.

En la comunidad científica se han identificado numerosas sustancias que pueden retrasar ciertos procesos del paso del tiempo y ayudar a prevenir enfermedades relacionadas con la edad.

Por otro lado, los suplementos para la longevidad son sustancias que se toman con la intención de mejorar la salud y el bienestar general, así como para alargar la esperanza de vida.

Hay una amplia variedad de suplementos para la longevidad disponibles en el mercado. Algunos de los más populares son los siguientes:

- Resveratrol
- Nicotinamida
- Metformina
- Triptófano
- Omega 3-6-9
- Vitamina B12
- Vitamina D
- Quercetina
- Melatonina
- DHEA

Sin embargo, la biodisponibilidad de los suplementos orales es muy baja, es decir, se absorbe un porcentaje muy pequeño de lo que se ingiere por vía oral, y de ese porcentaje, la mayoría se metaboliza en el hígado, por lo que una pequeñísima parte pasa a la sangre. Además, las dosis y la vía de administración debe personalizarse para lograr la máxima eficacia clínica.

Resveratrol

Es un polifenol con potentes propiedades antioxidantes que protege el ADN de las células, funciona como fitoestrógeno y puede promover la longevidad al activar ciertas enzimas llamadas sirtuinas.

Tiene efectos beneficiosos sobre el estado de ánimo, la ansiedad y las funciones cognitivas. Además, posee efectos neuroprotectores, lo que podría disminuir el avance de síntomas de deterioro de tipo cognitivo.

En la piel genera fibroblastos y queratinocitos, que favorecen el rejuvenecimiento cutáneo y evitan el envejecimiento acelerado de la piel (arrugas, flacidez…).

Es por excelencia el polifenol antiobesidad, es decir, ayuda a bajar de peso, ya que aumenta los niveles de adiponectina, una hormona producida por el tejido adiposo que mantiene la sensibilidad a la insulina, evitando la grasa corporal y aumentando el metabolismo de forma natural.

Entre otras propiedades destacan:

- Mejora la presión sanguínea y la salud cardiovascular protegiéndonos contra la arterioesclerosis.
- Mejora la circulación.
- Regula el colesterol.
- Mejora la memoria.

Asimismo, el resveratrol podría inducir alteraciones epigenéticas en el ADN, reduciendo el riesgo de desarrollar diferentes tipos de enfermedades crónicas.

El resveratrol se encuentra, entre otras, en las siguientes fuentes:

- Uvas
- Vino tinto
- Nueces
- Bayas
- Cacahuetes
- Frambuesas
- Moras
- Arándanos

Los suplementos de resveratrol son generalmente bien tolerados en dosis adecuadas.

Nicotinamida

También conocida como vitamina B3, la nicotinamida está involucrada en el metabolismo energético, la función cerebral y la salud de la piel.

Es una vitamina soluble en agua que se encuentra en muchos alimentos como:

- Carnes
- Pescados
- Aves
- Huevos
- Lácteos

- Legumbres
- Verduras de hoja verde

La nicotinamida (NAD+) es la forma activa de la vitamina B3 y participa en muchos procesos celulares, como la producción de energía, la reparación celular y la optimización de la función celular general.

El motivo principal por el que los niveles de NAD+ disminuyen con el envejecimiento es la inflamación crónica, que ejerce una gran influencia en la aceleración del envejecimiento. Y, precisamente, una de las consecuencias de la inflamación es el descenso del NAD+.

Unos niveles bajos de NAD+ pueden producir:

- Pérdida de memoria y deterioro mental.
- Fatiga.
- Disminución del metabolismo, lo que provoca un aumento de peso y un control deficiente del azúcar en la sangre.
- Reducción de la circulación sanguínea.
- Pérdida muscular.

David Sinclair, investigador de la Universidad de Harvard, señala que la nicotinamida produce efectos concretos a la hora de ralentizar los signos de envejecimiento, así como de potenciar la energía y el metabolismo. Por este motivo subraya que es posible que la administración de suplementos de nicotinamida mejore considerablemente la edad biológica de una persona, es decir, la edad a la que el organismo funciona.

Metformina

La metformina es un medicamento que se usa para tratar la diabetes tipo 2. Sin embargo, este fármaco tiene además varios efectos que podrían retrasar el envejecimiento. Entre ellos destacan:

- Reduce la inflamación, que es un proceso que daña las células y acelera el envejecimiento.
- Puede ayudar a proteger el ADN de la células malignas.
- Promueve la regeneración celular.

Se necesita investigar más para confirmar estos hallazgos y determinar si la metformina es eficaz para retrasar el envejecimiento.

La metformina es por lo general bien tolerada, pero puede causar algunos efectos secundarios, como náuseas, vómitos, diarrea y pérdida de apetito.

Triptófano

Es un aminoácido esencial que el organismo necesita como precursor para producir serotonina, un neurotransmisor que regula el estado de ánimo, el sueño y el apetito.

El triptófano se encuentra en muchos alimentos, como:

- Carnes, como pollo, pavo, ternera y cerdo.
- Pescado, como salmón, atún y trucha.
- Huevos.
- Lácteos, como leche, yogur y queso.
- Legumbres, como lentejas, garbanzos y judías negras.

Se cree que podría tener los siguientes efectos antienvejecimiento:

- Reduce la inflamación. La inflamación es un proceso que puede dañar las células y contribuir al envejecimiento. El triptófano puede reducirla al aumentar los niveles de serotonina.
- Protege el ADN de las células malignas.
- Promueve la regeneración celular. Puede ayudar a las células a regenerarse después del daño.

Omega 3-6-9

Los ácidos omega 3-6-9 son uno de los pilares de los tratamientos antiedad.

Entre ellos destaca el DHA (ácido docosahexaenoico), un potente antioxidante cerebral, por lo que también contribuye a conseguir un buen equilibrio psíquico emocional. El DHA está altamente concentrado en el cerebro, donde ayuda a las células del cerebro a comunicarse entre ellas. Además, actúa nutriendo la piel, y resulta muy útil en el tratamiento de los problemas de piel que tienen un componente psicológico, como la psoriasis.

El EPA (ácido eicosapentaenoico) es esencial para tener vasos sanguíneos saludables, para la salud del corazón y para la función del cerebro. También tiene propiedades antiinflamatorias y anticoagulantes que favorecen un cerebro y un corazón saludables. Se utiliza gracias a su potente efecto antiinflamatorio.

Estos ácidos grasos tienen un papel en la prevención del infarto e ictus, y en la hipertensión arterial.

A través de la alimentación puedes obtenerlos con la ingesta, entre otros alimentos, de:

- Pescado azul
- Nueces
- Aguacate
- Leche

Sin embargo, a partir de los 40 años se recomienda tomar suplementos de omega 3-6-9 de forma permanente, ya que es difícil obtener diariamente la cantidad necesaria a través de la dieta.

Vitamina B12

La vitamina B12 (también conocida como cobalamina o cianocobalamina) es un nutriente importante que necesitamos para ayudar a optimizar la salud del cerebro, los nervios y la sangre.

Los síntomas del déficit de B12 son:

- Anemia
- Problemas de memoria
- Depresión
- Fatiga
- Falta de equilibrio
- Entumecimiento y hormigueo en las piernas y brazos

Las fuentes de vitamina B12 provienen de la dieta:

- Carne
- Aves
- Pescado
- Huevos
- Productos lácteos

Se recomiendan niveles sanguíneos altos, en torno a 800 pg/ml, para asegurar que los nervios y el cerebro tengan cantidades adecuadas de B12.

Entre los múltiples beneficios se encuentran:

- Optimiza la memoria.
- Mejora el sueño.
- Mejora la fatiga.
- Ayuda con la producción de proteínas.
- Ayuda con la producción de neurotransmisores, sustancias químicas cerebrales que nos protegen contra la depresión.
- Mejora las funciones cognitivas.

Vitamina D

Desempeña un rol esencial en el sistema nervioso, muscular e inmunitario. Ayuda al organismo a absorber el calcio, que es uno de los principales componentes de los huesos.

La vitamina D tiene propiedades antiinflamatorias, antioxidantes y neuroprotectoras que contribuyen a la salud del sistema inmune, la función muscular y la actividad de las células cerebrales.

Como veremos más adelante, la vitamina D es clave para nuestra vitalidad y envejecimiento saludable.

Quercetina

Es un flavonoide (pigmento vegetal) que tiene efectos antioxidantes e inflamatorios, y mejora la salud cardiovascular. Se encuentra en muchos alimentos como:

- Manzanas
- Vino tinto
- Té verde
- Cebollas
- Bayas

Melatonina

Es un antioxidante y está implicada en fenómenos como la inducción del sueño, la sincronización circadiana y en la regulación de la temperatura corporal y del sistema inmunitario. Dada su naturaleza hidro y lipofílica y su pequeño tamaño, atraviesa todas las barreras biológicas y las membranas celulares con facilidad, llegando hasta las mitocondrias y concentrándose en el núcleo de las células. La melatonina es capaz de llegar hasta el mismo lugar donde se generan los radicales libres, neutralizándolos antes de que puedan difundir y dañar estructuras celulares.

Presenta otra característica que le confiere una particular utilidad como antioxidante, y es la de ser capaz de generar la denominada cascada antioxidante, como veremos más adelante en el capítulo 12 de esta guía.

DHEA

La DHEA es una hormona endógena que se segrega a través de la glándula suprarrenal y funciona como precursor de las hormonas sexuales masculinas y femeninas: andrógenos y estrógenos.

Los atletas y otras personas usan los suplementos de DHEA para aumentar la masa muscular, la fuerza y la energía. También se toma para incrementar la densidad mineral ósea y tener más vitalidad.

Tiene asimismo un efecto neuroprotector y produce una mejoría en la esfera cognitiva y en la memoria. Se ha encontrado que mejora la erección en los hombres que sufren disfunción eréctil. Mejora la depresión, el estado de ánimo y los desórdenes del temperamento. En la actualidad ha cobrado un gran valor debido a su posible influencia en el envejecimiento.

La DHEA decrece rápidamente con la edad. Hay una reducción del 1-5 % por año en adultos de más de 30 años. A la edad de 70-80 años han caído a un 15-20 % de los niveles de un joven de 20-30 años.

La intensidad de los signos y enfermedades por deficiencia de DHEA es moderada, pero puede influir lo suficiente para justificar su tratamiento con suplementos. Es importante tener en cuenta que existe un riesgo probable acerca del uso terapéutico de DHEA a largo plazo, determinado por situaciones de cáncer hormono-sensibles (mama, útero, ovario y próstata) y, por tanto, hay que ser prudentes y usarla bajo prescripción médica.

En definitiva, la evidencia científica sobre la eficacia de los suplementos para la longevidad es muy controvertida. Sin embargo, algunos estudios han encontrado que los suplementos aportan beneficios para la salud, como la reducción de la inflamación crónica, la mejora de la función cognitiva y la mejora de la función inmunológica.

9

La vitamina D, la hormona de la vida

La vejez comienza cuando el recuerdo
es más fuerte que la esperanza.

PROVERBIO HINDÚ

De forma habitual me encontré que los supercentenarios toman suplementos farmacológicos de vitamina D. Tan solo en el caso de Crescencia Galán, a sus 110 años, observé que no tomaba y de forma empírica le sugerí que empezara a tomar y así podría valorar en mi próxima visita si había incorporado en su vida un turbo de vitalidad.

Cada día observo cómo la mayoría de las personas tienen un déficit de vitamina D y de una manera irreal se consideran asintomáticos, hasta que toman conciencia de que su carencia es la causa de muchos de sus problemas.

Aproximadamente mil millones de personas en todo el mundo tienen carencia de vitamina D y es porque, con la edad, el organismo reduce la capacidad de sintetizar esta vitamina. Por lo general, a partir de los 50 años, tanto hombres como mujeres, empiezan a perder la capacidad de fabricar esta hormona.

En realidad, la vitamina D es una hormona, porque actúa en prácticamente todos los órganos y sistemas del organismo, ya que se trata de varias sustancias complejas interconectadas.

Se sintetiza en el organismo gracias a las funciones combinadas de la piel, el hígado y el riñón. En su mayor porcentaje, se sintetiza a través de la piel tras la exposición a la luz solar directa que convierte un químico en la piel en la forma activa de la vitamina: calciferol.

Existen varias formas de obtener vitamina D: del sol, de los alimentos y de los suplementos.

Su producción por la exposición solar es variable según la hora, la latitud y la pigmentación de la piel. La aplicación de protector solar reduce la producción cutánea de vitamina D, y las personas de piel oscura tienen menos capacidad de producirla porque la melanina de su piel compite con el precursor de la vitamina D por los rayos solares. Según dónde vivas y cuál sea tu estilo de vida, la producción de vitamina D puede disminuir y ser completamente nula durante los meses de invierno.

Beneficios

La vitamina D es fundamental para la salud de los huesos, y desempeña otras funciones importantes en el organismo, como en el mantenimiento de los músculos, nervios y el sistema inmunitario, además del modulamiento celular adecuado.

La vitamina D tiene propiedades antiinflamatorias, antioxidantes y neuroprotectoras que contribuyen a la salud del sistema inmune, la función muscular y la actividad de las células cerebrales.

Esta vitamina desempeña un papel clave relacionado con la absorción intestinal del calcio, y el mantenimiento de la homeostasis ósea y muscular a través de la modulación del metabolismo del calcio y el fósforo. De hecho, tiene un rol esencial en el sistema nervioso, muscular e inmunitario.

En los últimos 20 años distintos estudios han establecido que el 3 % del genoma humano está regulado directa o indirectamente por la vitamina D.

¿Qué cantidad de vitamina D se necesita?

Las necesidades de vitamina D varían según la edad. El aporte dietético recomendado es de 600-800 unidades internacionales (UI). Sin embargo, las personas que viven en zonas con poca exposición a la luz solar, como los países del norte de Europa, pueden necesitar una dosis mayor.

Por ello, se recomiendan cantidades superiores de vitamina D, basándose en las investigaciones más recientes. Por ejemplo, la Sociedad de Endocrinología de Estados Unidos recomienda entre 1.500 UI y 2.000 UI diarias con el fin de alcanzar niveles séricos adecuados de vitamina D.

Fuentes de vitamina D

Los alimentos con un contenido significativo de vitamina D son escasos: pescados grasos como el salmón, las sardinas, el atún y la caballa, hongos, los huevos y el hígado, así como los alimentos enriquecidos, sobre todo los lácteos. En algunos países las autoridades sanitarias han optado por reforzar los alimentos lácteos con vitamina D y, de esta manera, su población cuenta con niveles adecuados de esta vitamina.

No obstante, la mayoría de las personas tienen un aporte de vitamina D bajo, y por tanto en situaciones de déficit de vitamina D será necesaria la suplementación farmacológica.

Déficit de vitamina D

Los adultos mayores son de riesgo porque su piel no produce vitamina D cuando toman el sol tan eficientemente como cuando eran jóvenes, y son menos capaces de convertirla en su forma activa. Además de la edad, el factor ambiental tiene un papel clave asociado al déficit de esta vitamina.

Se ha afirmado incluso que las personas de mayor edad necesitarían unos ocho litros de leche o más de veinte huevos diarios para tener la dosis necesaria.

El déficit de esta hormona, cuya incidencia se estima en más del 60 % de la población sana, tiene serias repercusio-

nes de diverso alcance sobre la salud. Este porcentaje va en aumento a medida que la población envejece, y son cerca de un 90 % las personas que sufren insuficiencia de vitamina D.

Las personas que tienen un mayor riesgo de sufrir este déficit son las que padecen enfermedades que provocan malabsorción, como las personas celíacas, las personas con osteoporosis, pacientes con cirugía de *bypass* gástrico, las que toman ciertos medicamentos que afectan al metabolismo de esta vitamina, las que tienen sobrepeso-obesidad o las que sufren insuficiencia renal.

También tienen un mayor riesgo de padecer este déficit los ancianos institucionalizados, las embarazadas o las mujeres en situaciones de lactancia.

Las cifras bajas de vitamina D se relacionan con cansancio, debilidad muscular y dolores articulares.

El dolor óseo, la presencia de deformaciones en los huesos (sobre todo en tórax), los niveles en sangre bajos de calcio o fósforo, o la presencia de osteoporosis y fracturas deben hacer sospechar déficit de vitamina D. Hay evidencias científicas que demuestran que niveles bajos de vitamina D en la sangre están asociados con el deterioro cognitivo.

Diversas enfermedades autoinmunes como la esclerosis múltiple podrían relacionarse con concentraciones bajas de vitamina D en sangre.

Las investigaciones hechas a lo largo de los años han demostrado que mantener niveles adecuados de vitamina D puede generar un efecto protector y reducir el riesgo de desarrollar esclerosis múltiple. Cuando una persona tiene esclerosis múltiple, su sistema inmunitario ataca el recubrimiento que protege a las células nerviosas (mielina). Hay estudios que sugieren que podría establecerse una conexión entre la vitamina D baja y la esclerosis múltiple, con los efectos positivos que tiene la vitamina D en el sistema inmunitario.

Por el contrario, los niveles o dosis de vitamina D óptimos regulan favorablemente la inmunidad, y por tanto, desempeña un papel importante en nuestras defensas.

Un estudio publicado en la revista médica *The British Medical Journal* concluye que la tasa de infarto fue un 19 % inferior en el grupo de personas que tomaban vitamina D. En este sentido, los suplementos de vitamina D pueden reducir el riesgo de infarto de miocardio en personas mayores de 60 años.

Nuevas investigaciones están estudiando la vitamina D por su posible vínculo con patologías como la diabetes, presión arterial alta, cáncer y otras enfermedades autoinmunes.

Valores normales en sangre

Actualmente, la comunidad científica está de acuerdo en considerar valores de déficit los inferiores a 20 ng/ml, insuficientes entre 20-30 ng/ml y suficientes por encima de 30 ng/ml.

Debemos realizar análisis de sangre de la vitamina D en cada paciente y suplementar cuando los niveles en sangre sean inferiores a 20 ng/ml. Los valores recomendables son de 30-50 ng/ml.

Los niveles óptimos deben estar en 50 ng/ml en sangre.

Niveles de vitamina D en sangre	
Déficit grave	Menos de 10 ng/ml
Déficit moderado	10-19 ng/ml
Insuficiencia	20-29 ng/ml
Niveles recomendables	30-50 ng/ml
Niveles óptimos	50 ng/ml

En las personas con déficit (sea severo o no) la suplementación mejora en gran medida los niveles físicos y metabólicos.

La hipervitaminosis por suplementos farmacológicos suele ser muy rara y se produce a partir de niveles en sangre superiores a 150 ng/ml y puede producir los siguientes efectos adversos: náuseas y vómitos, poco apetito y pérdida de peso, estreñimiento, debilidad, confusión y desorientación, aumento de la frecuencia cardiaca, cálculos renales y daño renal.

La hipercalcemia y la sobredosis de vitamina D podrían provocar un exceso de calcio en las arterias coronarias, lo que supondría acelerar el proceso de arterioesclerosis. En estos casos hay que suspender la toma de suplementos.

En definitiva, es esencial monitorizar bajo prescripción médica los niveles de vitamina D para personalizar el tratamiento más adecuado, para alcanzar los niveles óptimos en sangre y así asegurar al máximo nuestra vitalidad y longevidad.

10

La fórmula de la vitamina C liposomal refuerza nuestras defensas

Solo vive el que sabe.

BALTASAR GRACIÁN

Siempre me ha fascinado observar cómo el cerdo puede meter el hocico en todo tipo de basuras sin infectarse, y su secreto es que sintetiza 10 gramos diarios de vitamina C, lo que mejora sustancialmente su sistema inmunológico.

Sin embargo, los seres humanos, por una mutación genética, no podemos sintetizar nuestra propia vitamina C, lo que nos hace dependientes de las fuentes alimenticias y de los suplementos.

Mientras que los humanos no producimos nada, un ratón fábrica de 2 a 4 gramos diarios de ácido ascórbico y en condiciones de estrés llega a producir hasta 15 gramos diarios, y esto es una de las grandes diferencias entre nosotros y los ratones. De hecho, todos los animales producen diariamente entre 3 y 11 gramos de vitamina C.

En definitiva, los animales que viven en contacto con las basuras, y toman aguas contaminadas y alimentos en descomposición, tienen una menor tasa de enfermedades que el ser humano porque tienen la protección que necesitan, ya que sus organismos producen vitamina C frente a condiciones de estrés como medio de detoxificación.

Es una vitamina hidrosoluble, y su exceso es fácilmente eliminado en la orina. Las dos principales funciones de la vitamina C son actuar como antioxidante y como cofactor de enzimas.

La vitamina C tiene una serie de beneficios para la salud, entre los que se encuentran:

- Protección contra las enfermedades. Es un poderoso antioxidante que ayuda a proteger las células del daño causado por los radicales libres, que como ya he comentado son moléculas inestables que pueden causar daño celular.
- Formación de colágeno. Tiene un papel especial en la formación de colágeno, una proteína que ayuda a mantener la piel, los huesos y los vasos sanguíneos saludables y, por tanto, es esencial para la función de estas estructuras.
- Absorción del hierro. Ayuda a la absorción del hierro de los alimentos de origen vegetal, que es un mineral esencial para la función celular y la producción de glóbulos rojos.
- Reparación de tejidos. Acelera la curación de heridas, lesiones y quemaduras.
- Evita el envejecimiento prematuro.
- Contribuye a prevenir la arterioesclerosis.
- Mejora el estado de la piel y protege el tejido conectivo.

- Refuerza el sistema inmune y reduce el riesgo de infecciones.
- Tiene un papel importante en la función inmunológica, la regulación de la inflamación y muchos otros procesos que son esenciales para un envejecimiento saludable.
- Aumenta la resistencia a la infección mediante una serie de mecanismos de acción:
  - Aumenta la actividad inmunológica de los linfocitos.
  - Aumenta la producción de interferón.
  - Aumenta la integridad de las membranas mucosas.

Causas de la deficiencia de vitamina C

Hay situaciones en las que se produce un déficit de esta vitamina, como:
- Una mala alimentación, como un bajo consumo de frutas y verduras.
- Tabaco: cada cigarrillo oxida unos 40 a 60 mg de vitamina C.
- Exposición a la contaminación.
- Exposición a metales pesados (plomo, mercurio, entre otros).

Síntomas de la deficiencia de vitamina C

Los síntomas habituales, típicos de la carencia son, entre otros:
- Fatiga.
- Sangrado de encías.
- Dolor articular.
- Dolores musculares.
- Hinchazón.

Si en nuestros desayunos sustituimos las grasas trans de la bollería industrial por frutas, verduras y hortalizas con alto contenido en vitamina C, observaremos como cambia nuestra energía, mejora nuestra vitalidad y se refuerza nuestra memoria.

La podemos encontrar en gran cantidad de alimentos:

Fuentes frutales		
• Cereza	• Naranja	• Fresa
• Acerola	• Limón	• Grosella
• Mandarinas	• Pomelo	• Frambuesa
• Guayaba	• Piña	• Mora
• Papaya	• Melón	• Arándano
• Mango	• Kiwi	

Vegetales ricos		
• Pimiento	• Patata	• Coles de Bruselas
• Brócoli	• Col verde	• Aguacate

• Nabo	• Tomate	• Col rizada
• Rábano	• Repollo	• Pepino
• Perejil	• Apio	• Zanahoria

Dosis diaria recomendada

La dosis diaria recomendada de vitamina C es de 90 mg al día para los hombres y 75 mg al día para las mujeres. Los fumadores tienen un 400 % más de probabilidades de tener una deficiencia que los no fumadores debido al exceso de oxidación causado por los cigarrillos, y por ello necesitan una ingesta superior para mantener unos niveles saludables de la vitamina.

El cerebro y las glándulas adrenales tienen las mayores concentraciones de vitamina C, entre 15 a 50 veces más altas que las halladas en la sangre.

Por estas razones cuando se usa en las dosis adecuadas esta vitamina altera notablemente el curso de muchas enfermedades.

¿Cuáles son los niveles normales de vitamina C en sangre?

A través de un análisis de sangre podemos saber el nivel de vitamina C en nuestro suero sanguíneo. En las mujeres, los niveles normales se sitúan entre 0,3 y 2,7 mg/dl, mientras que en los hombres son de 0,2 a 2,1 mg/dl.

Uso oral

Los datos indican que la administración oral de vitamina C encapsulada en liposomas produce mayores concentraciones de vitamina C en la sangre que las formulaciones orales no encapsuladas, como el ácido ascórbico.

Lo ideal es consumir la vitamina C liposomal. La protección de los liposomas que envuelven la molécula de vitamina C ayuda a atravesar la barrera intestinal y, de esta manera, el organismo puede absorber dosis más altas, ya que se asimila un 241 % más y, por tanto, es más eficaz.

En definitiva, es una formulación que tiene como propiedad una mejor absorción, es decir, una mayor biodisponibilidad.

Uso endovenoso de megadosis

Algunos investigadores han señalado el beneficio del uso endovenoso en altas dosis, que pueden oscilar entre 50-100 gramos como terapia de muchas enfermedades crónicas, así como en infecciones virales agudas.

Los únicos efectos adversos que se pueden producir son solo con dosis altas de vitamina C, y se trata de diarrea y molestias gastrointestinales, que se pueden evitar subiendo las dosis progresivamente.

Por otro lado, las dosis masivas de vitamina C podrían ocasionar cálculos renales, por lo que se recomienda manejar con prudencia las dosis altas en los casos en que haya historia de cálculos renales.

Me fascinan todos los estudios realizados por Linus Pauling, premio Nobel de Química (1954) y premio Nobel de la Paz (1962), que ha constatado los siguientes hechos:

- Más del 80 % de los pacientes con enfermedad coronaria tienen deficiencia de vitamina C.
- La suplementación de vitamina C reduce los depósitos de placa en las arterias.
- Los animales que producen vitamina C no sufren enfermedad coronaria.
- Una deficiencia severa de vitamina C ha sido conocida durante siglos como escorbuto, una enfermedad con graves consecuencias.

En 1970 Linus Pauling publicó su primer libro sobre la vitamina C, y esto motivó, en esos años, que el consumo de esta vitamina en Estados Unidos se incrementara en un 300 %. La mortalidad por enfermedad cardiaca disminuyó un 30 % solo en este país.

Pero la idea que promovió Pauling de elevar la dosis de vitamina C de forma prolongada para prevenir varias enfermedades, así como su posible papel en la prevención de la arterioesclerosis, fueron causa de controversia. Sin embargo, científicos del Linus Pauling Institute, dependiente de la Universidad Estatal de Oregón (Estados Unidos) siguen realizando numerosas investigaciones para encontrar evidencias científicas que respalden el uso de megadosis.

Uso de la vía tópica en forma de sérum facial

La vitamina C es esencial para la salud de la piel. Está considerada como un antioxidante poderoso, protector de la fase acuosa de la piel. Su absorción sistémica asegura niveles muy bajos en la piel, por lo que su uso por vía tópica representa una vía de llegada más directa y eficaz para ejercer su acción.

La vitamina C tópica tiene los siguientes efectos a nivel de la piel:

- Previene el fotoenvejecimiento.
- Actúa como coadyuvante de los filtros solares.

Por este motivo, los sérums faciales de vitamina C mejoran la hidratación de la dermis, estimulan la producción de colágeno y protegen contra el desarrollo de arrugas y el envejecimiento prematuro, debido a la exposición al sol.

11

El aceite de oliva virgen extra beneficia nuestra salud

La juventud está en el corazón,
no en los años.

GABRIEL GARCÍA MÁRQUEZ

La japonesa Tomiko Itooka a sus 116 años ocupa el segundo puesto de personas longevas vivas, tras la española Maria Branyas de 117 años. En Japón, más de 90.000 personas ya pasan de los 100 años.

El 80 % de los japoneses consume aceite de oliva y entre los jóvenes cada vez son más habituales los productos para el cuidado de la piel y el cabello en cuya elaboración se utiliza aceite de oliva.

He tenido la gran fortuna de conocer a Carlos Falcó, marqués de Griñón, unos años antes de que su bodega lanzara Óleum, un aceite que recibió numerosos premios.

Estudiamos juntos los grandes beneficios que tiene el aceite de oliva virgen extra. Para ello, nos basamos en estudios científicos realizados por Manuel de Oya, catedrático de medicina interna y un sabio del aceite de oliva, que demostró los grandes beneficios de su consumo para la salud.

Por su alto contenido en ácidos grasos monoinsaturados (ácido oleico) y poliinsaturados (ácido linoleico), el aceite de oliva virgen extra ayuda a elevar los niveles de colesterol HDL (el bueno) y disminuye el LDL (el malo), beneficia el control de la tensión arterial y reduce la aparición de trombosis.

Sus propiedades antioxidantes previenen el envejecimiento gracias a su efecto protector contra la arterioesclerosis y tienen un beneficio dermatológico directo sobre la piel.

En las personas diabéticas el consumo de aceite de oliva virgen extra favorece la disminución de los niveles de glucemia y ayuda a ralentizar la absorción de carbohidratos en el intestino, lo que contribuye a mantener los niveles de azúcar en la sangre más estables.

Un estudio publicado en la revista *Nutrients* encontró que las personas con diabetes tipo 2 que consumieron 2 cucharadas (30 ml) de aceite de oliva virgen extra al día durante 12 semanas tuvieron niveles de azúcar en la sangre en ayunas significativamente más bajos que las que no consumieron aceite de oliva.

Por otra parte, un estudio realizado en la Universidad de Harvard indica que consumir poco más de media cucharadita de aceite de oliva al día, puede reducir el riesgo de morir por demencia en un 28 %. Los expertos creen que la razón exacta de que esto ocurra se debe a que los antioxidantes presentes en el aceite de oliva puedan atravesar la barrera hematoencefálica (sangre-cerebro), teniendo un impacto directo en la cognición.

El aceite de oliva virgen extra es un alimento con un alto contenido en nutrientes esenciales, antioxidantes y vitaminas, como la E (7 %) y C, y también es rico en carotenos y polifenoles, compuestos antioxidantes que ayudan a prevenir la aparición de enfermedades cardiovasculares.

De hecho, los polifenoles son sustancias conocidas por su poder antiinflamatorio y antitrombótico, que ejercen un efecto cardioprotector frente a la arterioesclerosis, que es un proceso evolutivo de endurecimiento y estrechamiento de las arterias debido a la pérdida natural de elasticidad asociada a la edad. Así, se ha demostrado que los polifenoles ejercen la acción de conservar la función endotelial, aportando mayores concentraciones de óxido nítrico, que disminuyen el estrés oxidativo y el riesgo isquémico (menos aporte de sangre y oxígeno al corazón).

El consumo regular de aceite de oliva ayuda a mejorar la función del endotelio, la capa de células que recubre los vasos sanguíneos (el cutis de las arterias), y por tanto contribuye a prevenir la arterioesclerosis, un proceso natural que evoluciona con la edad, en el que se forman placas de colesterol en las paredes de las arterias, que pueden llegar a obstruir el paso del flujo sanguíneo del corazón, lo que aumenta el riesgo de angina de pecho e infarto de miocardio.

El aceite de oliva tiene propiedades antiinflamatorias que pueden ayudar a reducir la inflamación.

Por otro lado, una alimentación rica en fibra y aceite de oliva mejora el tránsito gastrointestinal y facilita la digestión, lo que disminuye las posibilidades de padecer cáncer de colon.

La ingesta diaria de dos o tres cucharadas diarias de aceite de oliva virgen extra nos ayuda a proteger la salud cardiovascular gracias a su alto contenido en ácido oleico (77 %), también conocido como omega-9, un tipo de grasa monoinsaturada que ejerce una acción beneficiosa sobre los vasos sanguíneos, mejorando la hipertensión arterial y reduciendo los niveles de colesterol LDL (el malo) en sangre y aumentando el colesterol HDL (el bueno). También contiene ácido linoleico (11 %), que es una grasa poliinsaturada que también mejora los niveles de colesterol.

Son muchas las propiedades que desde hace tiempo se conocen y que todos hemos oído sobre el aceite de oliva virgen extra (AOVE), ya que también nos puede proteger frente al infarto. De hecho, numerosas investigaciones científicas han demostrado que el aceite de oliva virgen extra es uno de los pilares de la dieta mediterránea.

Cómo incorporar el AOVE en tu vida

Lo ideal es tener una botella a la vista en la cocina. Se me ocurre usarlo de muchas maneras:

- Tomar dos o tres cucharadas en el desayuno.
- Aliñar las ensaladas y/o verduras.
- Añadir en las sopas, guisos o salsas.

Y un largo etcétera, hasta convertirlo en un hábito diario.

A Carlos Griñón le apasionaban los beneficios de aplicar el aceite de oliva en la piel.

12

El sueño, reparador de nuestra fatiga mental y física

Curarse es cuestión de tiempo, pero a veces
también de tener la oportunidad.

HIPÓCRATES

Los supercentenarios como Crescencia Galán de 110 años, Engraciano González de 109 años y Servando Palacín de 109 años, entre otros, me han asegurado que viven libres de preocupaciones y que duermen bien. Si hay algo que verdaderamente nos resulta difícil a los médicos es conseguir que las personas duerman bien, máxime si se acuestan con preocupaciones. Sin embargo, el sueño es una actividad esencial para la salud, ya que ocupa la tercera parte de la vida del ser humano. Su misión esencial es reparar nuestra fatiga física y mental, acumulada durante el día.

El sueño es clave para la salud física y mental, puesto que:

- Regula el sistema inmunitario, debido a que durante el sueño se llevan a cabo las funciones necesarias para mantener su equilibrio.

— 187 —

- Ayuda a recuperar los músculos y huesos. Durante el sueño nuestro organismo aumenta la síntesis de proteínas musculares, lo que ayuda en la reparación muscular.
- Contribuye a regular el metabolismo. El sueño regula los ritmos biológicos y los niveles de hormonas que controlan el metabolismo.
- Un sueño adecuado reduce el estrés y la inflamación.
- Mejora el estado de ánimo.
- Mejora la concentración y la atención.
- Mejora nuestra mental.

Consejos para dormir mejor

Entre los consejos para dormir mejor destacan:

- Crea una rutina de sueño. Acuéstate y levántate a la misma hora todos los días, incluso los fines de semana.
- Crea un ambiente propicio para el sueño. Asegúrate de que tu habitación esté oscura, silenciosa y fresca.
- Aleja el teléfono lo máximo posible, las ondas electromagnéticas interfieren en la calidad del sueño.
- Una hora antes de dormirte, olvídate de discutir y por supuesto de llamadas telefónicas desagradables.
- Desconecta con un libro o imágenes positivas antes de conciliar el sueño.

- Evita la cafeína y el alcohol antes de acostarte, ya que dificultan el sueño.
- Haz ejercicio con regularidad; es decisivo para dormir mejor.
- Si te cuesta conciliar el sueño haz técnicas de respiración diafragmática profunda y relajación.

El sueño es una parte esencial de una vida saludable. Al dormir lo suficiente, mejora tu salud física y mental, y se reduce el riesgo de desarrollar enfermedades.

La cantidad de sueño recomendada varía según la edad. Los adultos necesitan entre siete y ocho horas de sueño cada noche. Los niños y adolescentes necesitan más, entre ocho y diez horas.

Repercusión de dormir mal

- Un sueño de mala calidad provoca problemas en nuestro estado de ánimo, como ansiedad y depresión.
- Un sueño insuficiente puede dificultar la capacidad de concentración y atención.
- La alteración del sueño es un factor de riesgo para desarrollar enfermedades inflamatorias crónicas y metabólicas.
- Un sueño alterado puede aumentar el riesgo de desarrollar enfermedades cardiovasculares.

El chip para la apnea del sueño

La apnea del sueño es un trastorno del sueño en el que la respiración se detiene o se vuelve muy superficial durante el sueño, pero solo un 10 % de la población está diagnosticada y tratada. Estas interrupciones pueden durar desde unos pocos segundos hasta minutos y ocurrir de 5 a 30 apneas por hora. Son episodios repetitivos de obstrucción y cierre de la vía aérea superior durante el sueño, con lo que van cayendo los niveles de oxígeno, con riesgo de muerte súbita por infarto o ictus.

Consiste en la aparición de episodios recurrentes de limitación del paso de aire, como consecuencia de una alteración anatómico-funcional de la vía aérea superior que conduce a su colapso, y causa descensos de la saturación de oxígeno y microdespertares que causan un sueño no reparador, somnolencia diurna excesiva, trastornos neuropsíquicos, respiratorios y cardiacos.

Los síntomas más habituales de la apnea del sueño son los siguientes, entre otros:

- Ronquidos fuertes.
- Respiración entrecortada durante el sueño.
- Sensación de ahogo durante el sueño.
- Somnolencia diurna excesiva.
- Cambios de humor.

El diagnóstico de la apnea del sueño se realiza mediante un estudio del sueño. La polisomnografía es el método recomendado para realizar el diagnóstico de los pacientes con sospecha de este trastorno. Este estudio registra la actividad cerebral, la respiración, la frecuencia cardiaca y otros signos vitales durante el sueño. Todos debemos saber que muchas manifestaciones clínicas tienen su origen en alteraciones generadas durante la noche.

Hay dos tipos principales de apnea del sueño:

- Apnea obstructiva del sueño. Es el tipo más común de apnea del sueño. Ocurre cuando las vías respiratorias superiores se colapsan o estrechan durante el sueño, lo que dificulta la respiración.
- Apnea central del sueño. Ocurre cuando el cerebro no envía las señales adecuadas a los músculos que controlan la respiración.

Es un factor de riesgo que puede desencadenar muerte súbita, hipertensión arterial, patología cardiaca, ictus, depresión y accidentes automovilísticos.

La primera opción terapéutica es el conocido CPAP, que es una mascarilla de presión positiva continua en las vías respiratorias. Esta mascarilla se coloca sobre la nariz y la boca y proporciona una presión de aire suave que ayuda a mantener las vías respiratorias abiertas durante el sueño. Es un aparato incómodo para dormir por las correas que lleva y la propia mascarilla, lo que hace que más del 60 % de los pacientes lo rechacen y no cumplan con el tratamiento.

Sin embargo, la segunda opción terapéutica acaba de llegar de la mano de la tecnología. Consiste en la implantación de un chip neuroestimulador, que es un dispositivo tipo marcapasos que se coloca vía subcutánea en el tórax, se lleva un cable hasta debajo del mentón y se pone en contacto con el nervio hipogloso, que estimula el movimiento de la lengua. Se activa cada noche al irnos a dormir y a través de un sensor de respiración, cada vez que el paciente inspira, el chip envía un impulso eléctrico a la lengua y esta se mueve para abrir la vía aérea y prevenir de esta manera el colapso, lo que permite respirar.

Melatonina

Desde el año 2010, la British Association of Psychopharmacology establece un consenso para el uso de melatonina ante un trastorno de sueño como primer medicamento de elección en todas las edades.

Según el Instituto Internacional de Melatonina, admirablemente dirigido por el doctor Darío Acuña Castroviejo, catedrático de Fisiología: «La biodisponibilidad de los suplementos de melatonina oral es del 3-5 %, es decir, solo se absorbe un 3-5 % de la que se toma por vía oral, y de esa cantidad, el 70 % se metaboliza en el hígado, por lo que una pequeñísima parte de la melatonina ingerida pasa a la sangre para ejercer sus efectos, lo que hace necesario un estudio previo de la secreción de nuestro organismo para administrar de forma personalizada la dosis adecuada y lograr su máxima eficacia clínica».

La función más conocida de la melatonina es su papel como regulador de los ciclos biológicos. Se constituye así en uno de los sincronizadores internos más importantes, al modular el «reloj biológico», es decir, el «marcapasos central».

Presenta un ritmo circadiano, con valores máximos nocturnos, con un pico máximo entre las 2 y las 6 de la mañana. La amplitud del ritmo de melatonina está influenciada por factores como la edad, disminuyendo de forma progresiva a medida que vamos cumpliendo años hasta ser muy baja en ancianos.

La melatonina está implicada en fenómenos como la inducción del sueño, la sincronización circadiana y también en la regulación de la temperatura corporal y del sistema inmunitario.

La melatonina es una hormona secretada básicamente por la glándula pineal, aunque también está presente en otros tejidos, donde es probable que ejerza un efecto local o paracrino.

Está íntimamente implicada en la regulación de los ritmos biológicos, si bien en los últimos años ha sido objeto de mayor atención por parte de la comunidad científica a raíz del descubrimiento de sus propiedades antioxidantes.

El mejor test de melatonina es medir su secreción en saliva, al menos durante cuatro tomas, en determinados intervalos del sueño.

Los niveles de melatonina en plasma empiezan a descender a partir de los 25-35 años, y a la edad de 40-60 años se tienen unos niveles que son un 35-50 % menores de los presentes en edades más jóvenes. Y casi más llamativo que la reducción de los niveles es la disminución del pico nocturno, limitando su capacidad de sincronización de los ritmos circadianos.

De hecho, a partir de los 40-50 años comienzan a alterarse y desincronizarse ritmos, lo que genera alteraciones funcionales, conductuales y de adaptación, que constituyen signos de envejecimiento. Paralelamente a esta disminución de la secreción de melatonina, se produce un incremento de la tasa de producción de radicales libres, y una disminución de la actividad de enzimas antioxidantes, como Superóxido dismutasa, Glutatión reductasa y Glutatión peroxidasa que están en parte reguladas por la propia melatonina.

Los síntomas que sugieren una deficiencia de melatonina son:

- Agitación.
- Síndrome de piernas cansadas.
- Tensión muscular durante la noche.
- Sueño superficial.
- Pensamientos ansiosos.
- Facilidad para despertarse durante la noche.
- Dificultades para conciliar el sueño.
- Ansiedad, falta de serenidad y paz mental interior nocturna.
- Depresión.
- Excesiva irritabilidad.

La glándula pineal es un importante regulador de los ritmos biológicos circadianos, y constituye el nexo entre las señales luminosas del medio ambiente y los sistemas nervioso central y endocrino, a través de la secreción de melatonina, cuya producción está regulada por el estado de iluminación ambiental.

Por otra parte, la melatonina presenta ciertas características biológicas que la convierten en una sustancia apropiada sobre todo para el desempeño de tareas neuroprotectoras en el cerebro, precisamente por esa capacidad de atravesar la barrera hematoencefálica y penetrar de forma sencilla hasta compartimentos celulares fundamentales para la funcionalidad de la neurona, como las mitocondrias o el núcleo.

De hecho, se ha investigado el efecto de la melatonina sobre el sistema nervioso central y se ha observado que estimula significativamente la neurogénesis.

Dada su naturaleza hidro y lipofílica y su pequeño tamaño, atraviesa todas las barreras biológicas y las membranas celulares con facilidad, llega hasta las mitocondrias y se concentra en el núcleo de las células. Por ello, la melatonina es capaz de llegar hasta el mismo lugar donde se generan los radicales libres, neutralizándolos antes de que puedan difundir y dañar estructuras celulares.

Otra característica que le confiere una particular utilidad como antioxidante es la de ser capaz de generar la denominada cascada antioxidante. Por tanto, el papel relevante de la melatonina en la regulación del estrés oxidativo parece cada día más evidente.

Según la Sociedad Española de Cardiología, hay evidencia sólida de que la melatonina influye en el sistema cardiovascular, ya que tiene funciones antiinflamatorias, antioxidantes y antihipertensivas. Reduce la presión arterial como consecuencia de diversos mecanismos, entre los que se encuentra un efecto hipotalámico directo, una reducción de las catecolaminas (adrenalina), la relajación de la pared del músculo liso.

La dosis y la pauta de administración óptima de melatonina, así como la selección adecuada de los pacientes, son claves para alcanzar la eficacia clínica en los tratamientos, tal y como afirma el doctor Fernández Tresguerres, catedrático de Fisiología y una eminencia mundial en tratamientos del sueño con melatonina.

13

La microbiota influye en nuestra calidad de vida

El arte de la medicina consiste en entretener
al paciente mientras la naturaleza cura
la enfermedad.

VOLTAIRE

Maria Branyas a sus 117 años toma un yogur diario (probióticos) y resulta obvio que es uno de los ingredientes que contribuye a que sea la mujer más longeva del mundo. Cada vez hay más personas conscientes de que sus molestias y trastornos tienen mucho que ver con el equilibrio de su microbiota. En la comunidad científica hay una corriente de opinión para impulsar más estudios sobre la influencia de la microbiota en nuestra salud.

La microbiota es un ecosistema complejo y dinámico que está formado por bacterias, hongos, virus y protozoos que viven en simbiosis en nuestro cuerpo, en especial en el tracto digestivo, pero también en la piel, en los pulmones, en los oídos, en la boca y en la vagina.

Está configurada por billones de microorganismos y es esencial para mantener la salud física y mental.

Se calcula que unos 100 billones de células microbianas de 1.000 especies distintas de microorganismos forman parte de la microbiota, viven dentro o sobre nosotros, en una relación verdaderamente simbiótica. Colonizan el organismo desde el vientre materno y en especial desde el momento del nacimiento.

El intestino humano alberga cientos de especies bacterianas diferentes conocidas colectivamente como microbioma intestinal, que regulan de manera compleja el desarrollo y la función normales de las barreras mucosas.

La microbiota intestinal interacciona con el huésped a través de la superficie de la mucosa del intestino, y participa en una gran variedad de funciones, como la digestión, la absorción de nutrientes, la producción de vitaminas, la regulación del sistema inmunitario, la síntesis de neurotransmisores y la protección contra las infecciones.

Un importante beneficio para la salud que brindan es proteger el intestino contra patógenos invasores (microorganismos que causan enfermedades) que podrían provocar infecciones dañinas.

La alteración de la función de la barrera intestinal permite la translocación de las endotoxinas, los componentes microbianos y los metabolitos microbianos, y su paso a la circulación sistémica, lo cual puede inducir respuestas inmunitarias y desencadenar inflamación sistémica.

Elie Metchnikoff (1845-1916), premio Nobel de Medicina y Fisiología, descubrió el fenómeno que se conoce como fagocitosis, es decir, el proceso por el cual ciertas células «se comen» sustancias extrañas, como las bacterias.

El microbiólogo vio que los búlgaros consumían grandes cantidades de yogur, un producto que se obtiene mediante la fermentación de la leche por medio de bacterias, especialmente *lactobacillus* y *streptococcus*. Metchnikoff consiguió aislar la bacteria responsable de la producción del yogur y la utilizó para sus investigaciones. Fue el inicio de la probiótica.

En estudios recientes se ha identificado que la microbiota intestinal desempeña un papel crucial en la fisiopatología de la enfermedad cardiovascular y la enfermedad renal crónica. Dado que la función principal de los riñones consiste en eliminar los metabolitos y los compuestos tóxicos para mantener la homeostasis corporal, el deterioro de la función renal puede conducir a un aumento de los compuestos no deseados. Estos compuestos orgánicos con actividad biológica se denominan a menudo toxinas urémicas.

También despierta mucho interés la posible conexión entre la regulación de la presión arterial y los ácidos grasos de cadena corta microbianos. De hecho, la hipertensión se ha asociado con cambios en la microbiota.

Investigadores de la Universidad de Oxford han demostrado cómo diversas colonias de bacterias pueden proteger el intestino de microorganismos que causan enfermedades. Un efecto protector que, sin embargo, se pierde cuando solo está presente una única especie de bacteria intestinal.

Los científicos descubrieron que las comunidades protectoras bloquean el crecimiento de patógenos al consumir los nutrientes que los patógenos necesitan.

Estos hallazgos, publicados en la revista *Science*, podrían ayudar a desarrollar nuevas estrategias para optimizar la salud intestinal.

Beneficios de la microbiota en nuestra calidad de vida

La microbiota influye en nuestra calidad de vida de diversas maneras:

- Una microbiota saludable mejora la digestión de los alimentos y la absorción de nutrientes.
- Influye en el metabolismo de los lípidos, los carbohidratos y los azúcares. Un desequilibrio en estos procesos puede aumentar el riesgo de enfermedades cardiovasculares.
- Desempeña un papel determinante en el síndrome metabólico, la disfunción vascular y la arterioesclerosis.
- Ayuda a regular el sistema inmunitario. De lo contrario, un sistema inmunitario hiperactivo puede aumentar el riesgo de inflamación y enfermedades autoinmunes.
- Reduce la inflamación. La microbiota produce una serie de sustancias que tienen propiedades antiinflamatorias, que es un factor subyacente en muchas enfermedades crónicas, como las enfermedades cardiovasculares, la diabetes y el cáncer.

- Nos protege contra las infecciones. Una microbiota saludable puede producir sustancias que ayudan a matar los gérmenes dañinos, lo que puede prevenir la infección.
- Contribuye a combatir la halitosis (mal aliento).
- La microbiota tiene un impacto positivo en nuestra salud mental, ya que interviene en la síntesis de neurotransmisores cerebrales. Se ha demostrado que una microbiota alterada está asociada con una mayor incidencia de trastornos del estado de ánimo, como la ansiedad y la depresión.

Por todo ello, la modulación de la microbiota y sus metabolitos constituyen una buena estrategia terapéutica.

Factores que influyen en la microbiota

La microbiota está influenciada por una serie de factores, entre los que se encuentran:

- La dieta. Es uno de los factores determinantes. Una dieta rica en fibra y probióticos es decisiva para tener una microbiota saludable. La fibra es un alimento esencial para la microbiota, hasta tal punto que nos protege contra el cáncer de colon. Las fuentes de fibra más habituales son las frutas, verduras, cereales integrales y legumbres.
- El consumo de alimentos ricos en probióticos, que

son microorganismos vivos que ayudan a promover una microbiota saludable. Estos se encuentran en alimentos fermentados, como el yogur, el kéfir, el chucrut, la kombucha, el miso y el tempeh.

- El estilo de vida también influye en la microbiota. El ejercicio moderado regular y el sueño adecuado ayudan a promover una microbiota saludable.
- El estrés puede alterar la microbiota. Hay que practicar técnicas para saber afrontar el estrés.
- Algunos medicamentos, como los antibióticos, pueden alterar la microbiota y provocar disbiosis. La mayoría de los antibióticos matan a los organismos que causan la enfermedad (patógenos), pero también a las bacterias beneficiosas. Esta acción da lugar a una alteración considerable del microbioma que provoca alteraciones gastrointestinales en cerca del 35 % de las personas que toman antibióticos. Solo hay que tomar antibióticos cuando sea absolutamente necesario y bajo prescripción médica.
- El alcohol y el tabaco contribuyen al desequilibrio de la microbiota.
- La influencia de la edad. La microbiota cambia a medida que envejecemos. Las personas mayores tienden a tener una microbiota menos diversa que las más jóvenes y, en estos casos, puede ser necesario pensar en suplementos probióticos.

¿Qué es la disbiosis?

El equilibrio entre los diferentes microorganismos que componen la microbiota es fundamental para su correcta función. Cuando se produce una alteración entre las diferentes cepas bacterianas, el organismo se ve afectado, pues hay un desequilibrio entre las bacterias beneficiosas para el organismo y las que pueden provocar alguna enfermedad. Este desequilibrio aumenta el riesgo de padecer infecciones y de desarrollar enfermedades autoinmunes, obesidad o diabetes, entre otras.

Los probióticos también se utilizan en la protección de la disbiosis al viajar. Esta disbiosis ocurre al ingerir microbios desconocidos en el agua, alimentos o bebidas en mal estado. Lo habitual es por una falta de higiene en la elaboración de ensaladas por poner solo un ejemplo típico en nuestros viajes.

En definitiva, la disbiosis es cuando los microorganismos en el microbioma están en desequilibrio. Este estado puede dar lugar a alteraciones en la función gastrointestinal, como gases, hinchazón, indigestión, intestino permeable y desequilibrios sistémicos, incluida la ansiedad, dolor de cabeza, depresión, alteración del sistema inmunitario y falta de energía.

También se altera la función de desintoxicación del hígado, el control del nivel de azúcar en la sangre y se puede presentar un desequilibrio hormonal.

Ante alguno de estos síntomas es importante acudir al médico especialista y realizar un estudio del microbioma para

identificar cambios que pueden ser el desencadenante de enfermedades cardiovasculares, pulmonares, autoinmunes, neurológicas, diabetes, cáncer, por citar algunas.

Conexión intestino-cerebro

El intestino alberga más de quinientos millones de neuronas. Llama la atención que un órgano dedicado a los procesos digestivos contenga cinco veces más neuronas que la propia médula espinal. Y en su interior se sintetizan neurotransmisores, como la serotonina, potente antidepresivo que se relaciona con el bienestar. De ahí que se conozca como «el segundo cerebro».

Hay numerosas evidencias científicas de la conexión entre el intestino y el cerebro, que controla las funciones del tracto digestivo, es decir, una compleja red de comunicación bidireccional que conecta el sistema nervioso entérico con el sistema nervioso central.

La conexión intestino-cerebro es clave para toda una variedad de funciones esenciales, incluida la regulación del estado de ánimo, la función cognitiva, el apetito y la respuesta inmune.

Hay múltiples estudios de investigación que han demostrado que la composición del microbioma intestinal es decisiva en la conexión intestino-cerebro. Los microbios intestinales producen una variedad de compuestos, incluidos los neurotransmisores, que determinan nuestro estado de ánimo, nuestro comportamiento y nuestra función cognitiva.

Las personas con depresión tienen una composición diferente del microbioma intestinal que las personas que no están deprimidas. Por tanto, las deprimidas tienen una pérdida de capacidad funcional en la síntesis de neurotransmisores, tales como la serotonina, dopamina, oxitocina y endorfinas. En estas situaciones críticas se requieren los suplementos con probióticos.

Una alimentación sana y equilibrada, realizar ejercicio de manera regular, mantener una higiene adecuada del sueño, evitar la automedicación y hacer actividades que reduzcan los efectos del estrés mantendrán una microbiota equilibrada y una buena salud intestinal.

Análisis de la microbiota

La prueba se realiza a partir de una pequeña muestra de heces, suficiente para analizar el ADN microbiano. Mediante una sola secuenciación directa del ADN extraído se pueden identificar más de 35.000 organismos y clasificarlos; de esta manera se determinan los factores que perjudican o benefician al organismo.

Con esta prueba también se conocen los alimentos que prefieren o rechazan los microorganismos y, sabiendo esto, se puede favorecer el desarrollo de las bacterias beneficiosas para el organismo y así prevenir algunos trastornos.

Probióticos. ¿Qué son y por qué son importantes?

Los probióticos son microorganismos vivos que, cuando se toman en cantidades adecuadas, pueden tener beneficios para la salud. La administración de una formulación bacteriana probiótica incluye un cóctel de probióticos. Los más comunes son las bacterias del género *Lactobacillus*, *Bifidobacterium*, *Estreptococos*, *Saccharomyces Pybarillus*, entre otras.

Hay 12-16 cepas para mezcla probiótica. Las formulaciones cambian del 20 al 50 % respecto a las UFC (unidades formadoras de colonias), que son las iniciales típicas de los probióticos y en esta variación se incluyen las especies específicas de cada aplicación. Estas bacterias son importantes para la salud intestinal, ya que ayudan a mantener un equilibrio saludable de microorganismos en el intestino.

Por lo general, se recomiendan los probióticos que contienen varias cepas y mayor cantidad de unidades formadoras de colonias para tratar la disbiosis.

Los suplementos nutricionales probióticos aportan bacterias o levadura liofilizadas que llevan microorganismos vivos al tracto gastrointestinal.

Hay numerosas evidencias científicas que demuestran que los probióticos poseen muchos mecanismos para mejorar el ecosistema gastrointestinal y hacerlo menos acogedor para los microbios menos deseables. Por ejemplo, muchos organismos indeseables deben adherirse al revestimiento del tracto gastrointestinal para colonizarlo de forma eficaz. Algunas cepas de probióticos pueden adherirse al epitelio y actuar como «barreras de colonización», impidiendo que las bacterias (y levaduras) indeseables se adhieran al revestimiento del tracto gastrointestinal. Los probióticos también producen compuestos antimicrobianos conocidos como bacteriocinas. Cuando los organismos probióticos liberan estos compuestos se produce una modificación beneficiosa del microbioma. También se ha demostrado que parte de la actividad antimicrobiana de los probióticos se debe a su producción de peróxido de hidrógeno y ácidos orgánicos como el láctico y el butírico.

La producción de estos ácidos orgánicos pequeños también ayuda a mantener un pH intestinal óptimo, a nutrir a otros organismos que promueven la salud y, en el caso del ácido butírico, aportar la fuente de energía clave para las células que recubren el intestino grueso.

Además, los probióticos compiten por nutrientes que, de otro modo, serían aprovechados por microorganismos indeseables.

Los probióticos también estimulan la respuesta inmunitaria. Por ejemplo, los probióticos pueden aumentar la secreción de inmunoglobulina IgA, un anticuerpo que recubre nuestro tracto intestinal para actuar como primera línea de defensa frente a la infección. La IgA es un anticuerpo no específico que puede adherirse a microorganismos no deseados y neutralizarlos.

Se ha demostrado que algunos probióticos son capaces de activar las células clave de nuestro sistema inmunitario: las *natural killer* (células asesinas naturales), macró-fagos y linfocitos T. Un mecanismo de acción que resulta beneficioso para las personas con trastornos digestivos, como el síndrome del intestino irritable, la enfermedad de Crohn o la colitis ulcerosa.

Cuando aparece una enfermedad inflamatoria, los probióticos contribuyen a modular la microbiota para ayudar a restaurar la salud del paciente. Estos tienen efectos beneficiosos antiinflamatorios, inmunomoduladores, antiobesogénicos, antihipertensivos, hipocolesterolémicos, antiproliferativos y antioxidantes.

Fuentes de probióticos

Los probióticos se pueden tomar en forma de alimentos fermentados o suplementos dietéticos.

Como ya he mencionado, los probióticos se encuentran naturalmente en algunos alimentos fermentados, como:

- Yogur. Es una buena fuente de probióticos, sobre todo si está etiquetado como «con cultivos vivos y activos». La clave está en la presencia de lactobacilos, bacterias que mejoran la salud de todo el sistema digestivo y especialmente el intestinal.
- Yogur griego. El yogur griego es un tipo de yogur espeso y cremoso que se fabrica a través de un proceso de filtración. Este se elabora a partir de leche

fresca y se somete a un proceso de fermentación con bacterias probióticas, como *Lactobacillus acidophilus* y *Bifidobacterium lactis*. Además, es una excelente fuente de proteínas, calcio y vitamina B, y se considera uno de los yogures más cargados de probióticos. Este tipo de yogur mejora la salud digestiva al aumentar la cantidad de bacterias buenas en el intestino y mejorar también la absorción de nutrientes.

- Yogur búlgaro. El yogur búlgaro es un tipo de yogur que se elabora a partir de una mezcla de leche y bacterias probióticas como *Lactobacillus bulgaricus* y *Streptococcus thermophilus*. Estas se agregan a la leche fresca y se dejan fermentar durante varias horas, similar al kéfir. Es una receta de hace más de 500 años. Es una fuente de bacterias probióticas y desde el punto de vista nutricional se considera uno de los mejores yogures del mundo. Puede ayudar a mejorar la salud del sistema inmunológico y reducir la inflamación en el cuerpo. También cuenta con propiedades antibacterianas y antivirales, lo que puede ayudar a prevenir enfermedades infecciosas y mejorar la salud en general. Es una excelente fuente de proteínas, calcio y vitamina B y debe consumirse en el contexto de una dieta equilibrada. Hay que prestar especial atención al etiquetado para comprobar que no contiene azúcares añadidos.
- Kéfir. Es una bebida fermentada a base de leche que contiene una variedad de bacterias y levaduras beneficiosas. Recomiendo el ecológico de cabra. El kéfir

es un tipo de bebida fermentada que se elabora a partir de leche fresca y bacterias probióticas. El proceso de fermentación, en este caso, es más largo que el del yogur y se realiza a temperatura ambiente durante varias horas. El resultado es una bebida algo espumosa y ligeramente ácida con un sabor similar al yogur. El kéfir es una excelente fuente de bacterias probióticas, incluyendo *Lactobacillus acidophilus*, *Bifidobacterium lactis* y *Streptococcus thermophilus*. Estos probióticos pueden ayudar a mejorar la digestión, aumentar la inmunidad y reducir la inflamación en el cuerpo.

- Chucrut. Es una col fermentada que es una buena fuente de probióticos. Recomiendo el no pasteurizado.

- Tempeh. Procede de la fermentación natural controlada de la soja. Es originario de Indonesia, donde su uso es muy popular, ya que es una buena fuente de proteínas y probióticos.

- Miso. Es una pasta aromatizante, hecha con semillas de soja o cereales y sal marina fermentada con el hongo koji. Lo recomiendo como alimento curativo.

- Kombucha. Es una bebida milenaria que se consigue gracias a la fermentación natural de té y azúcar natural que lleva a cabo una colonia de bacterias y levaduras llamadas *scoby*.

Suplementos dietéticos de probióticos

Los suplementos dietéticos de probióticos están disponibles en cápsulas, tabletas y polvo. Cuando compramos un suplemento probiótico, es importante leer la etiqueta para asegurarnos de que contiene las cepas probióticas específicas que necesitamos. Como he comentado, la dosificación de los suplementos probióticos a menudo se basa en el número de organismos vivos presentes en el producto, para lo que se usa la denominación «unidades formadoras de colonias» (UFC). Por tanto, es importante consumir productos que indiquen el número de organismos vivos en el momento de la caducidad. Para la salud general, los mejores resultados se obtienen tomando entre 5.000 millones y 30.000 millones de UFC al día.

Los probióticos son generalmente seguros para la mayoría de las personas. Sin embargo, algunas personas pueden experimentar efectos secundarios leves, como gases o hinchazón.

Seleccionar adecuadamente al paciente es esencial, ya que según la patología que queremos abordar, elegiremos los probióticos más adecuados y las dosis más eficaces.

Prebióticos. ¿Qué son y por qué son importantes?

Los prebióticos son alimentos generalmente con un alto contenido en fibra que actúan como nutrientes para la microbiota.

Se consideran alimentos funcionales porque pueden tener beneficios para la salud más allá de su valor nutricional. Los prebióticos se encuentran naturalmente en algunos alimentos, como:

- Las legumbres, como las lentejas, los garbanzos y las judías, que son una buena fuente de prebióticos.
- Las frutas, como las fresas, ciruelas, plátanos, moras, frambuesas, arándanos y manzanas, que también son una buena fuente de prebióticos.
- Las verduras, como la cebolla, el ajo, el apio, las zanahorias y los espárragos, que igualmente son una fuente de prebióticos.
- Los cereales integrales son una buena fuente de fibra soluble, que actúan como prebióticos.

Probióticos y prebióticos: ¿cuál es la diferencia?

Los probióticos y los prebióticos son dos tipos de compuestos que se encuentran en los alimentos, pero hay algunas diferencias sustanciales entre ellos.

Los probióticos son microorganismos vivos que, cuando se administran en cantidades adecuadas, confieren un beneficio para la salud del consumidor. Estos microorganismos incluyen bacterias y levaduras que se encuentran naturalmente en el intestino humano.

Los prebióticos son alimentos no digeribles que estimulan el crecimiento o la actividad de los microorganismos autóctonos, resultando un beneficio para la salud. Los prebióticos son fibra soluble que no se puede digerir por el cuerpo. En cambio, se fermentan por las bacterias intestinales, que producen ácidos grasos de cadena corta, que tienen una variedad de beneficios para la salud, como mejorar la función intestinal, reducir la inflamación y aumentar la absorción de nutrientes.

Característica	Probióticos	Prebióticos
¿Qué son?	Microorganismos vivos que confieren un beneficio para la salud	Alimentos no digeribles que estimulan el crecimiento de las bacterias intestinales
Origen	Alimentos fermentados o suplementos	Alimentos ricos en fibra soluble
Fuentes	Yogur, kéfir, chucrut, tempeh, miso, kombucha	Frutas, verduras, cereales integrales, legumbres
Beneficios	Mejoran la digestión, reducen la inflamación, aumentan la absorción de nutrientes	Mejoran la función intestinal, reducen la inflamación, aumentan la absorción de nutrientes

Por último, tenemos los posbióticos, un término que fue definido por la Asociación Científica Internacional de Probióticos y Prebióticos (ISAPP, por sus siglas en inglés) como «una preparación de microorganismos inanimados y/o sus componentes que confiere un beneficio para la salud del huésped». Esta definición de posbióticos se centra en el papel beneficioso de los microbios inanimados y las estructuras que los componen. Los posibles mecanismos de acción de los posbióticos se comparten con los probióticos y los productos fermentados, y el beneficio final para la salud que se obtiene probablemente se deba a una combinación de interacciones complejas entre el microbio inanimado o los componentes microbianos, los metabolitos presentes y el huésped. Un preparado posbiótico debe caracterizarse en una medida suficiente para permitir la reproducibilidad y un control de calidad adecuado de los lotes individuales. Para cumplir con los criterios mínimos para un posbiótico, el microbio o microbios progenitores deben estar claramente identificados y el proceso de fabricación del posbiótico debe describirse lo suficiente como para permitir la reproducción. Pueden considerarse adecuadamente caracterizados en función de la identidad y el número de células inanimadas y los métodos utilizados para producirlas.

14

Cuidando el corazón

> Hay que mantener sujeto el corazón;
> pues cuando se suelta no se tarda
> en perder la cabeza.
>
> FRIEDRICH NIETZSCHE

Cada día echo más de menos a mi querido Fernando Fernández Tapias, vicepresidente del Real Madrid, con el que sigo unido a través de la oración, porque era único e irrepetible. Le encantaba hablar de medicina, tenía una gran intuición y una capacidad de aprendizaje fuera de lo común. En los almuerzos de nuestra pandilla preguntaba a todos si mantenían a raya su tensión arterial y colesterol. Le regalé un espray de nitroglicerina, dominaba su uso y siempre lo llevaba en el bolsillo por si algún día tenía que ayudar a alguien que estaba sufriendo un infarto. Vivía derrochando generosidad y pendiente de cuidar a los demás.

La regla de oro de los supercentenarios para llegar a los 120 años es tener su tension arterial sistólica en 120 y su colesterol en 120. Y así están protegidos contra eventos cardiovasculares. Voy a insistir mucho en estos criterios y este capítulo debe ser como un tutorial.

El corazón, que es del tamaño de nuestro puño cerrado, es capaz de bombear cinco litros de sangre por minuto y, lo más importante, es capaz de adaptarse a las necesidades de cada momento.

Cuando nos levantamos por la mañana, después de dormir, sin que nos demos cuenta, el corazón empieza a bombear con más fuerza y más rápidamente, adaptándose a nuestra actividad y también aumenta su trabajo cuando hacemos deporte o estamos en situación de estrés.

Late alrededor de 70 veces por minuto, pero adapta su frecuencia según la actividad y las circunstancias. Las células del músculo cardiaco (miocardio) se llaman cardiomiocitos y tienen la misma capacidad de contraerse y relajarse que cualquier otro músculo. De esta manera, cuando el corazón se relaja (diástole) permite que entre la sangre y cuando se contrae (sístole) expulsa la sangre hacia el sistema circulatorio.

El miocardio necesita sangre rica en oxígeno para funcionar correctamente, y esta sangre la recibe de sus dos arterias principales llamadas coronaria derecha y coronaria izquierda, las cuales nacen de la aorta. El diámetro de estas «tuberías» es de 2-3 mm y cuando aparece enfermedad coronaria por arterioesclerosis, disminuye la llegada de sangre, y de oxígeno, al corazón, produciendo una gran repercusión sobre la función cardiaca.

El corazón es un sistema eléctrico y, por tanto, necesita impulsos eléctricos que son los que le permiten contraerse de una forma eficaz y sincronizada.

Lamentablemente, cada cinco segundos se produce un infarto de miocardio en el mundo, y la muerte súbita es una amenaza real, constante y creciente. Estos datos nos deben hacer reflexionar, ya que los factores que los desencadenan son multifactoriales y las enfermedades cardiovasculares siguen siendo la principal causa de muerte en el mundo. Los pacientes que acuden a la consulta tienen dos o tres factores de riesgo cardiovascular. La hipertensión arterial, la hipercolesterolemia, el tabaquismo, el estrés, la diabetes y la obesidad son los más prevalentes.

En este sentido, William Kannel, uno de mis investigadores favoritos, a través de sus trabajos constató que un factor de riesgo cardiovascular es una característica biológica o una conducta que aumenta la probabilidad de padecer o morir por una enfermedad cardiovascular en aquellos individuos que la presentan.

Por falta de conocimiento, los ciudadanos no se sienten vulnerables y el 40 % de las personas que tienen un infarto no llegan con vida al hospital.

Es esencial tener un conocimiento de los factores de riesgo para aprender a combatirlos y controlarlos y poder entender la enfermedad y así saber las opciones terapéuticas para su abordaje. En mi *Tratado del Corazón* hice en su día una descripción pormenorizada y podemos extraer algunas pautas.

Las 10 reglas de oro del control de la tensión arterial

Los supercentenarios de mi estudio tenían la tensión arterial sistólica (máxima) en 120 perfectamente controlada y de forma habitual tomaban su pastillita todos los días. Estamos expuestos a un gran enemigo silencioso: la hipertensión, que sufren más de 1.200 millones de personas en el mundo y es el factor de riesgo cardiovascular más frecuente. Probablemente, gran parte del problema se debe a que el propio ciudadano desconoce que tiene tensión arterial alta.

Es un trastorno con un gran componente genético, ya que se han estudiado más de 50 genes que podrían estar involucrados.

Cuando hablamos de un diagnóstico es entendida como una presión arterial diastólica superior o igual a 90 mmHg y/o sistólica superior a 140 mmHg.

El objetivo terapéutico al tratarla es muy claro: lograr un nivel de tensión arterial óptimo de 120/80 mmHg.

En ella influye el sobrepeso-obesidad, el estrés emocional, el consumo de sal y la edad, entre otros. Con el transcurso de los años, el número de fibras de colágeno en las paredes arteriales aumenta, con lo que los vasos sanguíneos se vuelven más rígidos. Esta reducción de la elasticidad provoca el estrechamiento del área seccional, con lo que se crea resistencia al flujo sanguíneo y, como consecuencia compensadora, un aumento de la presión arterial.

De ahí, la gran importancia que tiene que el paciente aprenda a realizar sus mediciones periódicamente como mecanismo de autocontrol con un esfigmomanómetro que debería tener en la mesilla de noche.

Los cambios en el estilo de vida que reducen la presión arterial son, entre otros:

- La reducción de peso.
- La restricción del consumo de sal.
- El aumento de la actividad física.

Por otro lado, en nuestra práctica clínica ya estamos inmersos en el procedimiento más innovador para tratar la hipertensión refractaria, es decir, en pacientes que aunque toman 3-4 pastillas antihipertensivas, tienen resistencia. Me refiero a la denervación renal, que consiste en un cateterismo por vía femoral para realizar una ablación de las raíces nerviosas de la arteria renal.

El dolor de cabeza puede ser por tensión arterial elevada.

Más del 50 % de las personas en el mundo sufren dolor de cabeza cada año. Cuando se tienen muchos dolores de cabeza, la mejor forma de limitarlos es conociendo qué los causa. Pueden estar provocados o desencadenados por estrés, tensión muscular, conflictos o por una tensión arterial mal controlada, entre otros.

Cuando una persona sufre dolor de cabeza, antes de tomar analgésicos, se debería medir la tensión arterial para hacer un diagnóstico diferencial y descartar hipertensión.

Algunas personas con tensión arterial alta pueden tener dolor de cabeza, alteración del sueño, dificultad para respirar, sangrado nasal o derrame en el ojo; signos y síntomas que se presentan, aunque en términos generales la presión arterial elevada se caracteriza porque en la mayoría de los casos no suele provocar síntomas.

Cuando las cifras de tensión arterial son superiores a 130/80 mm/Hg y se trata adecuadamente desaparece el dolor de cabeza, siempre y cuando sea el verdadero factor causal.

Las claves contra el colesterol

En mi estudio encontré que los supercentenarios tienen su colesterol en 120 y perfectamente controlado y tomaban su pastilla diariamente.

Me preocupa, y mucho, que el 50-70 % de los adultos tenga niveles elevados de colesterol y es porque la hipercolesterolemia tiene una gran influencia hereditaria.

Ante esta situación, lo recomendable son unas cifras de colesterol total inferior a 200, un colesterol LDL (el malo) inferior a 70 y el colesterol HDL (el bueno) superior a 45.

Para lograr estos objetivos es esencial seguir una dieta cardiosaludable y hacer ejercicio físico y, en caso necesario, instaurar una pauta con fármacos hipolipemiantes. Los más utilizados por su eficacia clínica son la ezetimiba y la rosuvastatina.

En casos muy especiales utilizamos una terapia por vía subcutánea, como el evolocumab (Repatha) y el inclisirán (Leqvio), que son soluciones inyectables en pluma precargada que logran grandes resultados clínicos. Todavía más potente es el evinacumab (Evkeeza), que se administra mensualmente por infusión intravenosa. En estos casos, se trata de seleccionar muy bien al paciente.

Según el caso clínico, todos estos fármacos se utilizan de forma individual o en terapias combinadas, que mejoran los resultados, pero siempre bajo prescripción médica.

La lipoproteína (a) elevada se asocia a infartos e ictus

Llama la atención que más de 1.400 millones de personas en todo el mundo tienen elevada esta lipoproteína.

La lipoproteína Lp(a) es una proteína aterogénica rica en colesterol, considerada en la mayoría de los estudios como un factor de riesgo independiente. Esta proteína es sintetizada en el hígado y su estructura es muy semejante a la del LDL, que propicia la formación de trombos causantes de infartos de miocardio e ictus.

La lipoproteína Lp(a) es una molécula compuesta de proteínas y grasa que transporta el colesterol y otras sustancias similares a través de la sangre.

Se trata de una molécula similar al colesterol LDL, al que se le une la proteína apo (a). Su interés radica en que favorece el desarrollo de arterioesclerosis y la formación de trombos en las arterias. Al igual que el colesterol LDL, la lipoproteína (a) tiene tendencia a introducirse en las paredes arteriales, provocando inflamación y aumento de las lesiones arterioescleróticas.

La lipoproteína (a) elevada es un trastorno hereditario asociado a un alto riesgo de infarto e ictus. La Sociedad Europea de Cardiología considera que los niveles elevados de lipoproteína (a) incrementan el riesgo de sufrir un infarto.

Acelera la progresión de la calcificación de las lesiones aumentando el tamaño de la placa en las paredes de las arterias, provocando daño arterioesclerótico, ya que esta lipoproteína se retiene en la pared arterial, todavía más que el colesterol LDL. Asimismo, puede interferir con los mecanismos de coagulación y promover el desarrollo de coágulos en la superficie interna de los vasos sanguíneos. Así se fomenta un estado protrombótico.

Es un factor de riesgo relevante de infarto y de ictus, especialmente en personas que tienen hipercolesterolemia familiar.

Los niveles plasmáticos óptimos deben ser inferiores a 30. Los límites de la normalidad se encuentran entre los 30 y 50 mg/dl. Los niveles elevados de esta lipoproteína multiplican por cuatro la probabilidad de infarto de miocardio, y casi por dos la probabilidad de ictus, y si además el nivel de colesterol LDL es superior a 70 mg/dl, el riesgo de infarto se multiplica todavía más.

Para combatirla se recomienda realizar ejercicio regularmente, llevar una dieta cardiosaludable, tomando como base el aceite de oliva virgen y una terapia combinada de hipolipemiantes. Sin lugar a duda, el tratamiento más innovador es la aféresis terapéutica, un procedimiento que logra la depleción (eliminación) de la lipoproteína (a).

Control del sobrepeso, obesidad y diabetes

Todos los supercentenarios que participaron en mi estudio son flacos y por tanto la longevidad y la obesidad son incompatibles, como intentar mezclar el aceite con el agua.

En las últimas décadas se ha producido un cambio en el patrón alimentario con una mayor ingesta calórica total y de grasas, unido a una tendencia sedentaria de la población.

Sin embargo, resulta kafkiano que mientras 1.400 millones personas en el mundo sufren sobrepeso, más de 800 millones padecen hambre.

Por otro lado, cerca de 600 millones de personas en el mundo sufren diabetes y, lo más sorprendente es que el 50 % de estas no lo saben. Asimismo, alrededor de otros 400 millones de personas tienen prediabetes, es decir, niveles de azúcar por encima de lo normal, y más de la mitad tienen menos de 50 años. En el 95 % de los casos, se trata de la diabetes tipo 2, que cada vez más afecta a adultos jóvenes.

Los programas de educación de la salud son esenciales para que las personas con diabetes tomen conciencia de la importancia que tiene el estilo de vida y una dieta saludable, así como la relevancia del control de la presión arterial, del colesterol y, por supuesto, de la glucosa, para prevenir los riesgos cardiovasculares a los que están expuestas las personas con diabetes.

La obesidad ejerce gran parte de su efecto al favorecer otros factores de riesgo cardiovascular, como la hipertensión, la resistencia a la insulina, la diabetes y la dislipemia. Todos ellos están relacionados estrechamente con el patrón de distribución del tejido adiposo en el cuerpo.

Los varones suelen tener mayor cantidad de grasa abdominal, lo que les proporciona el patrón androide; en cambio, en las mujeres se manifiesta por más grasa glútea y mayor circunferencia de la cadera, en el llamado patrón ginoide. Aunque la distribución abdominal predominante de la grasa es más frecuente en los varones, tanto ellos como las mujeres presentan mayor riesgo de infarto cuando aumenta su grasa abdominal.

La distribución de la grasa corporal es más importante que la propia obesidad en lo referente a su efecto sobre el metabolismo de la glucosa y la insulina.

La insulina y otros medicamentos para la diabetes son muy eficaces para llevar un control de la glucemia, pero para ello es esencial que el paciente conozca muy bien el autocuidado de su salud y maneje adecuadamente el tratamiento prescrito por su médico.

Cuando los niveles de glucosa son elevados y de forma continuada se empiezan a producir daños en distintos órganos, como el corazón, los vasos sanguíneos, la retina y los riñones. Además, la diabetes se asocia a sobrepeso y obesidad, así como a una tensión arterial y colesterol elevados, y el riesgo de infarto de miocardio se multiplica por dos.

En la actualidad hay fármacos como la liraglutida (Saxenda), la semaglutida (Ozempic y Wegovy), la tirzepatida (Mounjaro), que son eficaces y con los que se obtienen muy buenos resultados clínicos en el control de la diabetes, así como en la obesidad y el sobrepeso.

Otra opción terapéutica sería que las personas que viven con diabetes tipo 2 y sobrepeso-obesidad puedan realizarse un *bypass* metabólico por vía laparoscópica, es decir, una cirugía mínimamente invasiva que permite modificar el recorrido del trayecto de los alimentos para bloquear las hormonas que interactúan con el páncreas, que hace que no actúen. Esto favorece su funcionamiento normal y, por tanto, es una opción terapéutica que está dando muy buenos resultados y una oportunidad que tiene el paciente para poder curarse.

Infarto de miocardio

Cuando conocí a Engraciano García a sus 109 años me contó que había sufrido un infarto de miocardio a los 95 porque no se preocupaba de la tensión arterial ni del colesterol. Sin embargo, ahora a los 109 tiene su tensión en 130/70, es decir, perfectamente controlada y su colesterol total en 106 y un LDL en 54. Todo bajo control gracias a su férrea disciplina con la medicación. Por eso de una forma contundente me dijo que él se sentía como si tuviera 60 años.

Hay que tener muy claro que, el infarto de miocardio es la manifestación clínica de la cardiopatía isquémica, que es una enfermedad ocasionada por la arterioesclerosis de las arterias coronarias, encargadas de proporcionar sangre al miocardio (músculo cardiaco). Se puede prevenir de forma significativa si se conocen y controlan los factores de riesgo cardiovascular.

La arterioesclerosis coronaria es un proceso evolutivo muy lento de formación de colágeno, fibrosis y acumulación de lípidos (colesterol) y células inflamatorias que, en su evolución, ocasionan la estenosis (estrechamiento) y el deterioro de las paredes de las arterias coronarias y de la estructura global del vaso, con calcificación de estas y placas de calcio intravascular.

La sangre debe circular a través de las arterias coronarias para que el corazón funcione correctamente. Sin embargo, estas arterias pueden estrecharse y dificultar la circulación, y, cuando el corazón se expone a un sobreesfuerzo, pueden aparecer trastornos y se puede formar un coágulo, que a su vez podría ocultar una arteria semiobstruida. Esta obstrucción interrumpe el suministro de sangre a las fibras del músculo cardiaco, que, al dejar de recibir sangre, mueren de forma irreversible.

En definitiva, el infarto de miocardio ocurre cuando

un coágulo de sangre obstruye una arteria estrechada, es lo que se conoce como trombosis coronaria. Normalmente esto no sucede de manera repentina, ya que suele ser secundario a una oclusión coronaria por arterioesclerosis, un proceso prolongado y crónico que estrecha los vasos coronarios.

Cuando esta obstrucción tiene lugar, el aporte sanguíneo se suprime y, si el músculo cardiaco carece de oxígeno durante demasiado tiempo, el tejido de esa zona se necrosa; es decir, se muere y no se regenera.

El síntoma habitual del infarto es dolor precordial y sensación de opresión sobre el pecho debido a isquemia miocárdica. Se localiza en la zona retroesternal, aunque puede desplazarse al hombro, la espalda, el brazo (o ambos).

Otros síntomas suelen ser: dificultad para respirar, sudoración, palidez, mareo (el único síntoma en un 10 % de los infartos), vómitos y desfallecimiento.

Ante la sospecha clínica se realizan un electrocardiograma y un análisis de sangre. El dato verdaderamente relevante es el aumento de determinadas enzimas, como la troponina y la creatina-quinasa (CPK). Estas enzimas se liberan en el torrente sanguíneo como consecuencia de la ruptura celular.

La oclusión arterial se puede valorar con pruebas de imagen como el angio-TAC coronario que puede abarcar desde 64 a 320 cortes.

La ansiedad se asocia con un aumento del 20 % de infartos e ictus

Me fascina la paz interior y la serenidad con la que viven los supercentenarios. La ansiedad es una emoción normal que todas las personas experimentan en ciertos momentos de la vida, pero puede tener un impacto negativo en la salud si se presenta de forma crónica o severa. Este comportamiento hace a las personas más vulnerables a padecer hipertensión arterial e infartos.

La ansiedad crónica se ha identificado como un factor de riesgo para el infarto de miocardio. De hecho, un estudio realizado por la Sociedad Europea de Cardiología sugiere que se asocia con un aumento del 20 % de riesgo de infarto de miocardio. Además, la ansiedad crónica puede conducir a un aumento del estrés y a una desregulación del sistema nervioso autónomo que, a su vez, puede contribuir a la aparición de una variedad de afecciones cardiovasculares, como la hipertensión arterial, el aumento del ritmo cardiaco y los cambios en la función del corazón.

La ansiedad no solo daña psicológicamente, sino también fisiológicamente, ya que puede generar palpitaciones, es decir, una sensación caracterizada por latidos rápidos y violentos del corazón, que se pueden sentir tanto en el pecho como en el cuello y, sobre todo, cuando nos tumbamos en la cama. En algunos casos van asociados a patologías cardiacas como arritmias, tales como las extrasístoles o la fibrilación auricular. En estos casos, es necesario realizar un electrocardiograma o, incluso, un *holter* para confirmar que se mantiene un ritmo sinusal, es decir, normal, y así descartar latidos irregulares.

Ictus

Al igual que el corazón, el cerebro tiene su propio sistema circulatorio, que permite nutrir sus neuronas y que se puede ver afectado por el mismo proceso de arterioesclerosis, por depósitos de colesterol, hipertensión mal controlada, tabaco, estrés emocional, falta de ejercicio físico, arritmias y, en definitiva, por los factores de riesgo cardiovascular.

El 85 % de los ictus se producen por trombosis cerebral y, por tanto, también se llaman infartos cerebrales. Solo el 15 % son ictus isquémicos, es decir, por la rotura de la arteria.

A muchas personas mayores se las etiqueta erróneamente con alzhéimer cuando en realidad tienen problemas de déficit de circulación provocados por microinfartos cerebrales, que se pueden evitar controlando de forma adecuada la hipertensión arterial, el colesterol elevado y la fibrilación auricular, que es la arritmia cardiaca más frecuente.

Cómo prevenir el infarto y el ictus

1. Huir de la sal
El 70 % de las personas hipertensas son sensibles a la sal. En estos pacientes, al incrementar la ingesta de sal se eleva

la presión osmótica sanguínea, debido a la retención de agua, con lo que aumenta la presión sanguínea. El 75 % de la sal que consumimos proviene de productos elaborados, dado que la mayoría de los alimentos frescos no contienen sal. Lo ideal sería consumir productos con un etiquetado «bajo en sal» o «sin sal». Mi padre era un verdadero paradigma de paciente-sal sensible. Nos íbamos a almorzar a La Trainera y si se excedía con la sal, por la tarde tenía crisis hipertensivas. Motivo por el cual se sacrificaba y evitaba su consumo. En este sentido, deben evitarse alimentos muy ricos en sal como aceitunas, anchoas, snacks salados y sopas en lata, entre otros, especialmente las personas sal-sensibles, como he insistido en el capítulo 6 sobre la dieta de la longevidad.

2. Practicar ejercicio físico

Servando a sus 109 años es un buen ejemplo, ya que practica movimientos tipo bicicleta todos los días en su cama antes de levantarse.

La realización del ejercicio aeróbico no intenso regular (nadar o caminar) durante 30-45 minutos, 3 o 4 veces a la semana, tiene efectos muy beneficiosos, ya que puede disminuir la presión sistólica en 4-8 mmHg. La realización de un programa de ejercicio aeróbico (caminar, bailar, natación, ciclismo) de intensidad moderada de manera regular (3-5 veces por semana) facilita el aumento del colesterol HDL (el bueno) y la disminución del LDL (el malo) y de los triglicéridos.

3. Combatir el estrés y gestionar las emociones

Las personas sometidas a tensión emocional, conflictos, ira, hostilidad y estrés sufren una mayor labilidad de su presión arterial. Puede resultar de gran ayuda aprender técnicas de relajación y respiración, como ya hemos visto en el capítulo dedicado al estrés emocional.

4. Adoptar una dieta cardiosaludable

La dieta cardiosaludable consiste en disminuir el consumo de grasas saturadas y aumentar la ingesta de frutas, verduras, cereales y legumbres (fibra), así como de pescado. Estos son alimentos ricos en vitaminas y potasio, y pobres en sodio. El colesterol HDL se eleva con una dieta mediterránea y ejercicio físico, y por todo ello debemos seguir la dieta de la longevidad, como ya he descrito.

5. Reducir el sobrepeso-obesidad-diabetes

A mi querido Fer (le horrorizaba que le llamaran Fefe), el sobrepeso siempre le pasaba factura a su corazón y a sus rodillas. Era muy sibarita en la mesa y, a pesar de que no comía en exceso, tenía mucha facilidad para coger kilos de más.

Cuando hay sobrepeso, la pérdida de 5 kg de peso consigue reducir 5 mmHg la presión sistólica. La obesidad y el sobrepeso son los grandes enemigos de la longevidad. He podido constatar en mis estudios que todos los supercentenarios son flacos y flacas.

En las investigaciones se ha constatado la existencia de una estrecha correlación entre el índice de masa corporal

y la presión arterial. A la inversa, un régimen hipocalórico en una persona obesa hipertensa está acompañado de una bajada de la presión. Asimismo, los pacientes diabéticos tienen, de promedio, una presión arterial más elevada que el resto de la población.

6. Evitar el tabaco

No he encontrado a ningún supercentenario que fume. El tabaco altera el metabolismo de los lípidos, es decir, eleva el LDL y disminuye el HDL, con lo que genera una arterioesclerosis precoz y, por tanto, un envejecimiento prematuro. Y es un disparate seguir fumando, máxime cuando hay tratamientos farmacológicos altamente eficaces.

7. Limitar el alcohol

Por otra parte, el alcohol atenúa los efectos de los fármacos antihipertensivos. Su ingesta debe limitarse a 30 g por día (dos copas de vino). Si no se sobrepasan estos niveles, la presión arterial no aumenta significativamente.

8. Evitar las consecuencias de una hipertensión sostenida

Lamentablemente, alrededor del 70 % de los casos de trombosis cerebral y del 90 % de las hemorragias intracraneales no traumáticas se producen en personas hipertensas mal controladas. Por eso, quiero insistir en que los hipertensos están expuestos a ictus, angina de pecho e infarto de miocardio.

9. Evitar todo lo que eleva la tensión arterial

Es importante destacar que hay otras sustancias que pueden desencadenar una presión arterial alta, entre las que se encuentran: corticosteroides, regaliz, bebidas energizantes, drogas, bicarbonato sódico (por su alto contenido en sodio), descongestivos nasales (vasoconstrictores) y antigripales (que contienen fenilefrina, efedrina, etc.), entre otros.

10. Cumplir adecuadamente con el tratamiento

He podido observar en mi estudio que los supercentenarios siguen a rajatabla la pauta del tratamiento prescrito por su médico de cabecera. Los fármacos que tomamos habitualmente se deben mantener de por vida y solo cumpliendo con el tratamiento mantendremos la tensión arterial y el colesterol a raya.

Por lo general se debe comenzar con una dosis baja del fármaco, ya que esta pauta minimiza los efectos adversos. La tasa de respuesta a la monoterapia no suele superar el 50 %. Por ello, una terapia combinada de fármacos en dosis bajas o medias es más eficaz que la monoterapia en dosis altas.

Las personas con infarto se pueden proteger contra un segundo ataque

Muchas personas que han sufrido un ataque al corazón viven pensando que el infarto se puede volver a repetir. De hecho, según la Sociedad Europea de Cardiología, una de cada cinco personas que han sufrido un infarto, tendrá otro en un periodo de un año, motivado porque la mayoría de estos pacientes no adoptan las medidas prescritas por su médico para proteger su corazón. Según el estudio Euroaspire, realizado en 22 países de Europa, el 21 % de las personas con infarto sigue fumando, el 38 % tiene obesidad y sobrepeso y el 60 % no realizan actividad física, lo que les sitúa en una posición óptima para volver a sufrir un segundo infarto.

La mejor forma de prevenir el infarto de miocardio es llevar un estilo de vida saludable. Esto significa hacer ejercicio con regularidad y seguir una dieta cardiosaludable

Si se presentan síntomas de ansiedad, es importante aprender técnicas de relajación, de respiración diafragmática profunda, musicoterapia y meditación para gestionar las emociones y dominar la calma. Si aun así no se controlan nuestras palpitaciones, una solución será el uso de un betabloqueante, tipo bisoprolol en dosis bajas, para proteger el corazón de latidos irregulares.

Hay que fomentar la rehabilitación cardiaca, ya que la mayoría de los pacientes posinfartados viven con mucho miedo y les cuesta seguir adecuadamente las pautas y los tratamientos médicos.

La nitroglicerina te puede salvar la vida

El infarto se produce por una oclusión total de una de las arterias del corazón, mientras que en la angina de pecho se da una oclusión parcial producida por un proceso de arterioesclerosis.

Cuando una persona tiene dolor u opresión en la parte central del pecho debido a una falta de riego en el músculo cardiaco (llamado dolor anginoso), la toma de nitroglicerina sublingual ayuda a dilatar las arterias coronarias para aumentar el flujo de sangre que llega al corazón, permitiendo que la sangre con oxígeno llegue a este músculo, con lo que el dolor y opresión en el tórax desaparecen o mejoran.

La nitroglicerina provoca la relajación de los vasos sanguíneos, la disminución del trabajo del corazón y el aumento del flujo de sangre, por su efecto dilatador de los vasos sanguíneos. Se pone debajo de la lengua ante los primeros síntomas de opresión y dolor en el tórax. Lo ideal es utilizarla en espray (1-2 pulsaciones) que se absorbe todavía más rápidamente o colocar un comprimido debajo de la lengua. Si el dolor no cede pasados 10 minutos, se aplican otra vez 1-2 pulsaciones del espray debajo de la lengua o se toma otro comprimido. Se puede repetir el tratamiento hasta un máximo de tres veces. Se va absorbiendo a través de la mucosa de la boca. Esta vía se caracteriza por una velocidad rápida de absorción. Se debe llevar en el bolso o bolsillo y tomar cuando se tenga dolor o sensación de opresión en el pecho.

Hay que usarla siempre sentado o acostado, sin realizar ninguna actividad física y permaneciendo en reposo. No se debe usar si se ha tomado viagra o similares, ya que puede provocar una caída profunda de la tensión arterial.

La nitroglicerina puede provocar pequeños efectos adversos que son transitorios, tales como un descenso de la tensión arterial que puede causar mareo, cefalea transitoria, sofoco, vértigo, aturdimiento y desmayo si te levantas muy rápido al estar acostado. Hay que incorporarse despacio, apoyando los pies en el suelo unos minutos antes de levantarse.

Aunque el dolor ceda con la toma de nitroglicerina se debe acudir al servicio de Urgencias de un hospital y tomar antes una aspirina.

Stent: el salvavidas del corazón

Todavía recuerdo cuando a mi querido Ángel Nieto, el campeón del mundo de motociclismo, le hicimos varias pruebas de imagen cardiaca y le dije que en algún momento había que pensar en ponerse un *stent*. Y siempre que nos veíamos me decía que lo de llevar un muelle en el corazón no le hacía mucha gracia.

Al final un golpe absurdo de un coche a su *quad* en Ibiza se lo llevó al cielo. Una pena porque era, al igual que mi padre, un ser puramente terrenal que disfrutaba cada segundo todo lo que hacía.

El implante de un *stent* es una técnica cada día más frecuente, que ofrece resultados excepcionales. El paciente vuelve a revivir, y por ello reproduzco tal cual un WhatsApp de un paciente tras implantarle cinco *stents*:

Manuel: Hoy te manifiesto una vez más, que jamás hubiera podido soñar encontrarme en el mejor momento de mi vida, a los casi 86 años (24/08/24), física, psicológica, anímica, mental, SENTIMENTAL Y SE-XUALMENTE. Solo Dios lo sabe, y yo lógicamente, (con mi FE en ÉL) al sentir su amparo infinito. Un abrazo fuerte.

La coronariografía es una técnica de cateterismo que permite visualizar las arterias coronarias en todo su recorrido de forma concluyente y ofrece un método diagnóstico con información fiable sobre las lesiones coronarias y en caso necesario permite realizar lo que llamamos angioplastia, que es un procedimiento terapéutico para la implantación de *stents* farmacoactivos. Los *stents* son dispositivos con forma de muelle que ayudan a corregir el estrechamiento de las arterias. El objetivo de la colocación del *stent* es abrir el interior de un vaso sanguíneo que se ha estrechado para dejar que vuelva a pasar la sangre al corazón.

Lo más importante en el tratamiento del infarto es abrir la arteria lo antes posible, ya que cuanto menos tiempo haya estado la arteria cerrada, el daño que queda en el corazón como secuela, es menor.

Las personas con *stents* deben llevar un control estricto de los factores de riesgo cardiovascular y un seguimiento estrecho de su enfermedad coronaria, con el fin de evitar nuevos episodios.

Arritmias

Los pacientes viven las arritmias con sensación de angustia porque piensan «ya está aquí otra vez», lo que les crea una situación de incertidumbre. Las más comunes son las extrasístoles, el flutter y la fibrilación auricular. El paciente describe los síntomas de las arritmias cardiacas como palpitaciones más o menos severas, malestar inespecífico, fatigabilidad, sudoración, depresión, desánimo, repercusión sobre la calidad de vida, presíncope y síncope. Por ello es preciso realizar un ECG o, si es necesario, un *holter* de 24 horas. En pacientes con arritmias complejas se puede implantar un dispositivo de *holter* subcutáneo (*revealt*).

Fibrilación auricular (FA)

Es la arritmia cardiaca más frecuente en la práctica clínica. Se caracteriza por latidos auriculares incoordinados y desorganizados, que producen un ritmo cardiaco rápido e irregular. Agrava la insuficiencia cardiaca, y esta promueve la FA, al crearse un círculo vicioso. Esta dolencia se considera una de las epidemias cardiovasculares más crecientes en el siglo XXI. Es una de las principales causas de morbimortalidad y aumenta el riesgo de muerte, de insuficiencia cardiaca congestiva y de fenómenos embólicos. Uno de cada seis accidentes cerebrovasculares ocurren en un paciente con FA. La primera pauta del tratamiento es anticoagular al paciente y mantener el INR en rango terapéutico de 2-3. Los anticoagulantes más innovadores, que no requieren un control del INR, son dabigatrán, apixabán y rivaroxabán. También se sigue utilizando el clásico acenocumarol (sintrom) que, aunque requiere un control periódico del INR, ofrece la ventaja de tener antídoto, la vitamina K. Además, hace innecesario vigilar la función renal y hepática. El siguiente paso consiste en seleccionar bien al paciente para elegir el abordaje terapéutico adecuado, que se basa en cardioversión, antiarrítmicos, glucósidos cardiotónicos (digoxina), betabloqueantes cardioselectivos (atenolol, bioprolol, metaprolol), antagonistas del calcio (verapamilo y diltiazem), marcapasos y desfibriladores, y/o ablación con catéter por radiofrecuencia. En el manejo clínico del paciente con arritmias, la clave es seleccionar al paciente para elegir la opción terapéutica más adecuada.

Marcapasos

Los marcapasos son un seguro de vida para los pacientes cardiacos. Se utilizan para tratar la bradicardia, o ritmo cardiaco demasiado lento, y las pausas. Estos dispositivos monitorizan el corazón y proporcionan una estimulación eléctrica cuando los latidos son demasiado lentos para las necesidades fisiológicas específicas de cada paciente. Se ha convertido en un procedimiento habitual. En todo el mundo cada año se implantan más de 1.000.000 de marcapasos.

15

No rotundo al tabaco, al alcohol desmesurado y a las drogas

Los vicios vienen como pasajeros,
nos visitan como huéspedes y se quedan
como amos.

CONFUCIO

En todas mis entrevistas clínicas a centenarios y supercentenarios, no encontré a ningún fumador. Dolores, Lolita, Lola de 110, se rio cuando le pregunté si había fumado en alguna ocasión. Su respuesta fue obvia, ya que no hubiera llegado a esa edad.

Los hábitos tóxicos causan cambios epigenéticos que aceleran el envejecimiento y su abandono es determinante para alcanzar una longevidad saludable.

La nicotina crea tal adicción, física y psicológica, que dejar de fumar requiere mucha voluntad y decisión, ya que es un esfuerzo considerable, pero se puede conseguir.

El humo del tabaco contiene más de 4.000 productos químicos, de los cuales al menos 250 son nocivos y más de 50 causan cáncer. Entre estos últimos se encuentran la nicotina, los alquitranes y los irritantes tóxicos.

En el mundo hay 1.000 millones de fumadores, y el 80 % viven en países de ingresos bajos o medios. Cada seis segundos muere una persona a causa del tabaco, lo que representa uno de cada diez fallecimientos de adultos. Existen evidencias científicas de que las enfermedades cardiovasculares están estrechamente vinculadas con el consumo de tabaco y hay una clara relación entre el tabaquismo y muchos tipos de tumores. Compuestos como el monóxido de carbono y la nicotina influyen en la aparición de infarto, hipertensión e ictus.

Se considera fumador regular a toda persona que haya fumado tabaco diariamente, independientemente de la cantidad, durante por lo menos el último mes.

El tabaquismo se relaciona con 29 enfermedades:

- Aumenta el riesgo de infarto, ictus e hipertensión.
- Incrementa el riesgo de sufrir cáncer de pulmón, laringe, boca y esófago.
- Desencadena bronquitis, enfisema pulmonar y asma.

Fumar aumenta de dos a cuatro veces la probabilidad de padecer una enfermedad cardiovascular. Si una persona que ha sufrido un infarto de miocardio volviese a fumar, el riesgo de padecer otro infarto se multiplicaría por cuatro.

La nicotina que contiene el tabaco actúa directamente sobre las glándulas suprarrenales y provoca una descarga de catecolaminas. Entre estas destaca la adrenalina, que actúa sobre las arterias coronarias y provoca un aumento de la tensión arterial y de la frecuencia cardiaca y una mayor demanda de oxígeno por parte del corazón. Por otro lado, el monóxido de carbono (CO) que se desprende en la combustión del tabaco se combina con la hemoglobina, con la que tiene una afinidad 150 veces superior que el oxígeno (O_2). Se produce entonces la formación de carboxihemoglobina y disminuye el aporte de oxígeno que llega al corazón.

En las mujeres que fuman y utilizan anticonceptivos orales aumenta el riesgo de eventos cardiovasculares. Las embarazadas que fuman presentan mayor riesgo de tener bebés prematuros o con bajo peso, y los niños que viven en hogares en los que se fuma padecen más problemas respiratorios.

Fumador pasivo

Un fumador pasivo es una persona que, aunque no consume tabaco directamente, aspira el humo del tabaco ambiental generado por otras personas.

El humo secundario es una mezcla de componentes con cuatro orígenes diferentes:

- El humo exhalado por el fumador.
- El emitido por el cigarrillo en su combustión espontánea.

- Los contaminantes emitidos por el cigarrillo en el momento de fumar.
- Los que se difunden a través del papel de los cigarrillos entre las caladas.

La irritación nasal, de los ojos y de las vías respiratorias (con tos y flemas) son síntomas frecuentes asociados al humo del tabaco.

Un fumador pasivo presenta un riesgo de un 20 a un 30 % superior de padecer una enfermedad coronaria y cáncer de pulmón.

Vapeadores

Los vapeadores, también conocidos como cigarrillos electrónicos, son dispositivos que se utilizan para inhalar vapor, que se crea calentando un líquido que contiene nicotina, saborizantes y otros ingredientes.

Los vapeadores son perjudiciales para la salud, por varios motivos:

- Contienen nicotina química que es muy adictiva, incluso en personas que nunca han fumado antes.
- El vapor de los vapeadores puede irritar las vías respiratorias y causar problemas respiratorios, como asma y bronquitis.
- El vapor aumenta el riesgo de enfermedades cardiovasculares.
- Contienen sustancias químicas que pueden dañar el

ADN de las células y que se han relacionado con el cáncer.

Tratamiento para dejar de fumar

Con tratamiento farmacológico, dejar de fumar es mucho más fácil de lo que se piensa, ya que el objetivo de la medicación es evitar que el fumador tenga el síndrome de abstinencia.

Todas las terapias farmacológicas para el cese del tabaquismo son una opción con gran eficacia clínica.

- Terapia sustitutiva con nicotina con diferentes formas de tratamiento: parches, chicles, tabletas. Los parches se renuevan cada día y habitualmente en un mes se consigue abandonar el tabaco.
- Los fármacos actuales más eficaces para dejar de fumar son el Recigarum y el Todacitan. El principio activo es la citisiniclina, que es un alcaloide vegetal que se extrae de los árboles del género *cystitus laburnun*. La citisiniclina presenta una estructura similar a la de la nicotina y, por tanto, actúa uniéndose a los mismos receptores, desplazando así a la nicotina e impidiendo que pueda ejercer sus efectos.

Hay que tomar cualquiera de estos dos fármacos durante un periodo de 28 días seguidos, tras el cual se abandona de forma definitiva el hábito del tabaco.

Los efectos adversos de estos dos fármacos son digestivos, pero leves y transitorios; el más frecuente son las náuseas.

Consumo de alcohol, cocaína y drogas psicodélicas

El alcohol excesivo puede desencadenar arritmias cardiacas, es decir, latidos irregulares, e influir en la pérdida de control de la presión arterial.

Por otra parte, en distintos estudios se ha observado que un consumo elevado de bebidas alcohólicas se asocia a presión arterial más alta.

Asimismo, su cardiotoxicidad se vincula con una mayor tasa de mortalidad cardiovascular en bebedores excesivos.

Por otro lado, el consumo de cocaína y drogas psicodélicas produce una activación del sistema nervioso simpático, al aumentar la concentración de catecolaminas hasta cinco veces sobre los niveles normales. Como consecuencia se producen taquicardias, arritmias, vasoconstricción, elevación brusca de la presión arterial y hasta muerte súbita.

En dosis bajas, el cannabis provoca taquicardia y aumento del gasto cardiaco y, en dosis elevadas, ocasiona bradicardia e hipertensión. El riesgo de infarto es 4,8 veces superior en la hora siguiente a su consumo.

Las drogas, y muy especialmente la cocaína, suelen generar latidos irregulares y, por tanto, importantes trastornos

del ritmo. En algunos estudios se han constatado fibrilaciones ventriculares que pueden causar la muerte súbita.

Las personas drogodependientes tienen todo el derecho del mundo de curarse, ya que en todas subyace algún tipo de enfermedad. En este sentido, echo de menos al padre Garralda, con el que siempre estuve unido y del que tanto he aprendido. Quiero compartir lo que decía, literalmente: «pensar que son hijos de Dios y que estamos aquí para hacer lo que Dios quiere, ¡eso me da una fuerza que es la pera! A mí me trae sin cuidado si un día no rezo o me salto una misa, pero de lo que me preocupo de corazón es de cuidar cada día de mi vida a los más necesitados Los drogodependientes son personas. Tienen todos los derechos, pero una enfermedad grave. Por tanto, la responsabilidad mía es ayudarles a curarse de esa enfermedad y entonces serán exactamente iguales que tú o que yo».

Otra de las personas admirables es el padre Tomeu Catalá, fundador del Proyecto Hombre, un sacerdote irrepetible con el que mantengo sólidos lazos de amistad y afectividad. Tuve el honor de acompañarlo en varias de sus visitas a centros terapéuticos de rehabilitación de drogas y alcohol en las que pude constatar que, con su personalidad arrolladora, los va arropando y dando amor, y logra que un porcentaje elevado recuperen su autoestima y salgan adelante. Es un verdadero guía espiritual que pilota con éxito un ejército de personas necesitadas y, por tanto, un verdadero paradigma de humanidad.

16

El chip hormonal rejuvenece

La eterna juventud reside en el arte
de amar y en la voluntad de crear.

PABLO NERUDA

Me quiero imaginar a mi Dolores, Lolita, Lola con una
buena dosis de hormonas que restablezcan todas sus funciones fisiológicas del eje endocrinohormonal. Si a sus
110 años canta de maravilla coplas, podría ocurrir que
si fuera así acabara apuntándose a una escuela de baile.
Pero ya sabemos que «en el punto donde se detiene la
ciencia empieza la imaginación», como decía Jules de
Gaultier.

El 75 % de los centenarios y supercentenarios son mujeres. Las mujeres viven 5-7 años más que los hombres y
uno de los factores que las protegen son los estrógenos,
hasta que tras la menopausia los pierden.

Con la edad es habitual que detectemos déficits hormonales, lo que conlleva sentirnos más cansados y tristes. Nuestro deseo sexual a veces se desvanece. Cuando
llegamos a los 40 años desciende la calidad de la erec-

ción, y a nivel mental la alteración del humor y del estado de ánimo son evidentes. El insomnio aparece y nos impide reparar nuestra fatiga mental y física. Además, nuestro aspecto físico experimentará cambios: piel más seca, más tendencia a desarrollar arrugas, ganancia de peso (con aumento del perímetro abdominal) y pérdida de masa muscular (máxime si no realizamos ejercicio).

Este fenómeno suele ir acompañado de cansancio, pérdida de energía, aumento de peso o una disminución del deseo sexual.

Este declive hormonal provoca envejecimiento. En estas situaciones, la terapia de reemplazo de hormonas, como la testosterona, estradiol y progesterona, entre otras, permiten recuperar el equilibro hormonal.

Las hormonas son mensajeros químicos que coordinan diversas funciones del organismo.

Varias glándulas, órganos y tejidos producen y liberan hormonas, muchas de las cuales componen el sistema endocrino, el cual controla muchas funciones, entre las que se encuentran las siguientes:

- Tensión arterial.
- Regulación del nivel de azúcar en la sangre.
- Temperatura corporal.
- Debilidad muscular.
- Metabolismo.
- Crecimiento y desarrollo.

- Función sexual.
- Reproducción.
- Ciclo sueño-vigilia.
- Estado de ánimo.
- Aumento o disminución del apetito/peso.

Las personas con déficit hormonal también tienen tendencia a presentar en mayor medida un síndrome metabólico, caracterizado entre otros parámetros por mayor tendencia a la obesidad, hipertensión arterial, hipercolesterolemia (colesterol alto) y diabetes *mellitus*.

Tipos de hormonas

El cuerpo produce ocho hormonas principales: insulina, cortisol, estrógeno, progesterona, testosterona, melatonina, T3 y T4.

1. Insulina

Esta hormona desempeña un papel clave en el control del nivel de azúcar en la sangre, ya que permite que la glucosa en la sangre entre en las células para que pueda ser usada como energía. Una vez que la glucosa ingresa en las células, los niveles de azúcar en sangre disminuyen, lo que da lugar a una reducción en la insulina. La insulina también le dice al hígado que almacene azúcar en la sangre cuando los niveles son altos.

El control de la glucosa en sangre debe ser exhaustivo a través de la glucemia, la hemoglobina glicosilada (que debe ser inferior a 5,7) y el HOMA (que debe ser inferior a 2,5).

Por otro lado, hay fármacos que permiten mantener a raya la glucosa. En el capítulo ocho ya he comentado la importancia de la metformina en el control de la glucemia y como fármaco prolongevidad. Sin embargo, hay moléculas innovadoras que se administran por vía subcutánea y muy conocidas por su nombre comercial: ozempic, saxenda y wegoby. Estos fármacos tienen una extraordinaria eficacia clínica y también hablo de ellos en el capítulo 14, «Cuidando el corazón».

2. Cortisol

Es conocido como la hormona del estrés. Cuando el organismo está en un estado de alarma, de «lucha o huida», produce cortisol y adrenalina.

El estrés crónico, en el que el organismo se siente siempre bajo amenaza, da lugar a niveles continuamente elevados de cortisol que, de forma sostenida, afectan negativamente a la salud.

3. Estrógenos

El declive de estrógenos es un proceso natural que ocurre en las mujeres durante la menopausia. Los estrógenos son hormonas sexuales femeninas que desempeñan un papel importante en una variedad de funciones corporales, incluyendo la reproducción, la salud ósea, la salud cardiovascular y el estado de ánimo. Los estrógenos protegen a la mujer contra el infarto de miocardio.

El estrógeno es una hormona sexual femenina y masculina, aunque tradicionalmente es más elevada en las mujeres, que ayuda a regular el crecimiento y desarrollo del sistema reproductivo.

Los niveles de estrógenos alcanzan su máximo durante la fase de ovulación del ciclo menstrual de una mujer y el más bajo durante la menstruación.

El declive de estrógenos comienza unos años antes de la menopausia, que se define como la última menstruación. Durante este periodo, los niveles de estrógenos comienzan a disminuir gradualmente.

Los síntomas del declive de estrógenos pueden variar de una mujer a otra. Algunos de los más comunes son:

- Sofocos. Son episodios repentinos de calor y sudoración que pueden ser muy molestos.
- Sudores nocturnos. Son episodios de sudoración excesiva que pueden interrumpir el sueño.
- Trastornos del sueño. Dificultad para conciliar el sueño o permanecer dormida.
- Sequedad y ardor vaginales.
- Disminución del deseo sexual.
- Cambios de humor, como irritabilidad, ansiedad o depresión.

En algunos casos, el declive de estrógenos también puede causar otros problemas de salud, como osteoporosis, favorecer la enfermedad cardiovascular y alterar las funciones cognitivas.

El tratamiento del declive de estrógenos depende de los síntomas que la mujer experimente. En algunos casos los síntomas pueden ser leves y no requieren tratamiento. En otros, pueden ser más graves y requerir tratamiento médico con reemplazo hormonal.

4. Progesterona

El declive de la progesterona es un proceso natural que ocurre en las mujeres durante la perimenopausia y la menopausia. Comienza unos años antes de la menopausia, que se define como la última menstruación. Durante este periodo, los niveles de progesterona comienzan a disminuir gradualmente.

La progesterona es otra hormona sexual femenina y masculina, aunque el nivel de progesterona es mucho más alto en las mujeres.

La progesterona es una hormona sexual femenina que desempeña un papel importante en la reproducción, el ciclo menstrual y la salud ósea.

Los varones necesitan progesterona para crear testosterona.

Los síntomas del declive de la progesterona pueden variar de una mujer a otra. Algunos de los más comunes incluyen:

- Menstruaciones irregulares. Las menstruaciones pueden volverse más irregulares o frecuentes.
- Amenorrea. Es la ausencia de menstruación durante 12 meses o más.
- Síndrome premenstrual. Los síntomas típicos son la irritabilidad, la hinchazón y el aumento de peso.
- Cambios de humor. Los cambios de humor, como la

irritabilidad, la ansiedad o la depresión, pueden ser más frecuentes.

- Problemas de sueño. El sueño puede ser más ligero o interrumpido.
- Fatiga. La fatiga puede ser más frecuente.

El tratamiento del declive de la progesterona depende de los síntomas, que pueden ser leves y, en otros casos, pueden ser más graves y requerir tratamiento médico, con reemplazo hormonal.

¿Qué beneficios ofrece un tratamiento con estrógenos y progesterona?

El tratamiento con estrógenos y progesterona, también conocido como terapia hormonal de reemplazo, es un tratamiento que se utiliza para aliviar los síntomas de la menopausia, como los sofocos, la sudoración nocturna, la sequedad vaginal y los problemas sexuales.

Es un tratamiento seguro y eficaz para muchas mujeres. Sin embargo, es importante hablar con el ginecólogo/a sobre los riesgos y beneficios de esta terapia antes de comenzar el tratamiento.

Por el contrario, no está indicado en personas con sospecha de tumores o receptores hormonales positivos. Por eso, es importante ser prudentes y realizar previamente una analítica completa y pruebas de imagen, como ecografías, así como monitorizar cada seis meses los resultados clínicos del tratamiento.

5. Testosterona

La testosterona también es una hormona sexual principalmente masculina, aunque también algo femenina. La testosterona ayuda a regular el apetito sexual, la masa ósea, la distribución de grasa, la masa muscular y fuerza, además de la producción de glóbulos rojos y esperma en los hombres. Algo de testosterona es convertida en una forma de estrógeno conocido como estradiol.

Con el paso del tiempo, el nivel de testosterona plasmático, así como el de sus proteínas transportadoras sufren cambios asociados al envejecimiento. De hecho, la testosterona total y la albúmina tienen tendencia a disminuir, mientras que la globulina fijadora de hormonas sexuales (SHBG) tiene tendencia a aumentar. Esto implica que el resultado final será una disminución de la testosterona libre.

La sospecha clínica de un déficit de testosterona debe confirmarse con un análisis de sangre en el cual se determinan los niveles de testosterona total y libre.

En estudios recientes se ha puesto de manifiesto que un 30 % de los varones con déficit de testosterona no son tratados por falta de un diagnóstico preciso y se trata de un síndrome muy frecuentemente asociado al envejecimiento del varón.

Este déficit puede manifestarse a través de síntomas muy variados, como disminución de la masa muscular y la densidad mineral ósea, aumento de la masa grasa, disminución de la libido y disminución sexual, entre otros.

Las manifestaciones clínicas del síndrome de déficit de testosterona son:

- Descenso del deseo y de la actividad sexual, particularmente de las erecciones nocturnas.
- Descenso de la calidad de la erección (rigidez).
- Tendencia al cansancio físico y/o intelectual.
- Alteración del estado de ánimo con tendencia a la depresión y al mal humor.
- Disminución de la masa muscular y de la fuerza.
- Descenso del vello corporal y alteraciones de la piel.
- Pérdida de la densidad ósea con aumento del riesgo de osteoporosis y fracturas.
- Incremento de la grasa visceral con obesidad abdominal.

El tratamiento con reemplazo hormonal está indicado en personas con déficit de testosterona y/o estrógenos, es decir, en la menopausia y andropausia.

¿Qué beneficios ofrece un tratamiento con testosterona?

Múltiples estudios han demostrado que el reemplazo de hormonas, bien indicado, produce:

- Incremento del deseo y de la actividad sexual.
- Aumento de la calidad de la erección.
- Mejoría del bienestar y del estado de ánimo.
- Incremento de la energía y de la fuerza muscular.
- Mejoría de la densidad ósea y disminución de las fracturas óseas.
- Aumento de la masa muscular y descenso de la grasa corporal.

Chip hormonal: rejuvenecimiento con reemplazo hormonal

La reposición de las hormonas de manera controlada y adecuadamente prescrita por un médico especialista es el mejor antídoto para el decaimiento general típico del envejecimiento. La vía de administración puede ser oral en píldoras, en gel, inyectables o a través de implantes tipo pellet.

En situaciones de déficit hormonal la vía de administración hormonal en boga es el pellet, conocido popularmente como chip sexual o de la juventud.

Es una terapia hormonal de reemplazo que pueden utilizar mujeres y hombres.

El pellet es un implante, poco mayor que un grano de arroz, que contiene una macroconcentración de hormonas. Se coloca mediante una pequeña incisión a nivel profundo en el glúteo o en algún lugar con tejido adiposo. Se realiza de forma ambulatoria con anestesia local.

El pellet libera la hormona escogida (testosterona, estradiol...) de forma sostenida, lineal y similar a como trabajan el testículo y el ovario.

Teniendo en cuenta los datos de los análisis clínicos de los niveles hormonales, la sintomatología y otros factores, como el peso y la altura de la persona, se decide la cantidad y el tipo de hormonas que conforman el pellet, que se encarga a una farmacia que elabora este tipo de fórmulas magistrales.

La dosis de hormonas en cada implante es personalizada y debe prescribirla un médico especialista, tras realizar un análisis de los niveles hormonales que determine la carencia de testosterona, estradiol, progesterona, entre otras, y la necesidad de suplementarlas.

La liberación de estas hormonas simula el ritmo fisiológico y dura alrededor de cuatro a seis meses. Una vez pasado este periodo de tiempo hay que volver a colocar un nuevo pellet.

En definitiva, el pellet es un implante de hormona bioidéntica (testosterona, estrógenos u otras hormonas) que libera niveles constantes y eficaces de hormona fisiológica, de forma similar a como lo hacen el testículo y el ovario.

Entre los beneficios del pellet, tanto en hombres como en mujeres, se encuentran:

- Estimular el deseo sexual, cuando la causa de la falta de libido depende de los niveles hormonales.
- Aumentar el nivel de energía diaria y vitalidad.
- Mejorar el sueño, el ánimo, la memoria y la concentración.
- Ayudar en el descenso de peso, eliminando y redistribuyendo la grasa corporal.
- Mejorar los niveles de colesterol.
- Aumentar la masa muscular.
- Proteger la función cardiovascular.

Las terapias hormonales de reemplazo o sustitutivas son muy beneficiosas, sin embargo, hay controversias científi-

cas sobre beneficios y riesgos y, por tanto, requieren un seguimiento médico estricto para evaluar posibles efectos adversos. Ningún paciente debe automedicarse sin prescripción médica, ya que su uso terapéutico puede ejercer influencia en los tipos de cáncer hormono-sensibles (mama, útero, ovario y próstata), y obviamente la aplicación terapéutica se debe hacer en el marco regulatorio del país donde se realice la práctica clínica del reemplazo hormonal.

17

La música mejora el estado emocional y la creatividad

La felicidad no brota de la razón sino de la imaginación.

IMMANUEL KANT

Mi grata sorpresa cuando conocí a Dolores Buitrago, fue que a sus 110 años me cantó melodiosas coplas y me dejó anodadado. A los supercentenarios les fascina la música y consideran que cantar y bailar alarga la vida libre de enfermedades.

En 2017 tuve la gran fortuna de hacerme amigo del alma de Pitingo y con él descubrí que la música es la mejor «prescripción médica», ya que nos revitaliza e infunde auténtico entusiasmo en nuestra vida.

En otras palabras, si de verdad buscamos formas de optimizar la salud, la música es una opción terapéutica excepcional. Lo importante es encontrar la música que nos guste, que nos haga sentir bien y nos permita disfrutar de sus beneficios.

Podemos escuchar música, cantar, bailar o tocar un instrumento, porque cualquiera de estas actividades dispara nuestra creatividad y positivismo.

Varios estudios científicos, como el publicado en *International Journal of Clinical Medicine*, ponen de manifiesto que escuchar música todos los días contribuye positivamente a mejorar la salud y la calidad de vida.

En este sentido, la música clásica influye sobre nuestro estado emocional, produciendo cambios biológicos muy positivos, como la disminución de las hormonas del estrés y, como consecuencia, la reducción de la tensión arterial y frecuencia cardiaca, lo que contribuye a la salud cardiovascular.

Algunos tipos de música nos ayudan a relajarnos, a evadirnos, e incluso a meditar, lo que mejora directamente nuestras constantes vitales. Y esto ocurre porque, al escuchar música, activamos inconscientemente muchas de las áreas positivas de nuestro cerebro.

La música contribuye a la liberación de dopamina y endorfinas, lo cual te hace ser más optimista y alegre, ya que son los neurotransmisores de la felicidad.

Hay evidencias científicas que demuestran que escuchar 30 minutos de música al día mejora significativamente la circulación sanguínea, la memoria verbal y la capacidad de atención.

La música ayuda a reducir el cortisol y, por tanto, es capaz de reducir el estrés, disminuir la ansiedad y mejorar el estado de ánimo, ya que nos aporta energía para motivarnos y superar las adversidades del día a día.

En este sentido, las personas que aprenden a tocar un

instrumento musical, así como los músicos, tienen mayor capacidad para tomar decisiones, focalizar la atención y analizar la información, hasta tal punto que mejora su percepción. De hecho, los músicos tienen mejor memoria, ya que, en su cerebro, las neuronas se reorganizan.

Tocar un instrumento musical, como el piano o la guitarra, así como cantar a nivel profesional, conlleva una gran entrada de estímulos sensoriales y motores que generan un incremento de la actividad cerebral en áreas como la corteza auditiva, la corteza somatosensorial y la motora. Pero, además, en el entrenamiento musical es fundamental la percepción del propio cuerpo, ya que hay un incremento de la percepción sensorial.

Por este motivo, en los colegios se debería fomentar que los niños aprendieran a tocar un instrumento musical. De esta manera desarrollarían una educación en valores y emociones sanas, ya que la música estimula el aprendizaje y la concentración, debido a que activa positivamente todas las áreas cerebrales.

El paradigma es Mozart, que comenzó su carrera musical de niño prodigio a los cinco años.

Escuela de baile o deportes con música

La música nos ayuda a expresar muchos sentimientos y transmitir las emociones. Cuando practicamos ejercicio físico con música o bailando, desviamos nuestra atención, lo que disminuye el aburrimiento, la fatiga y la sensación de cansancio.

En definitiva, al producir placer y emociones positivas la música mejora nuestra salud y calidad de vida. Por ello, es muy recomendable apuntarse a una escuela de baile y aprender a bailar, ya que permite realizar ejercicio físico y mental y al mismo tiempo cuando bailamos combatimos el estrés y la ansiedad.

Una experiencia única es ver el arte flamenco de Camarón, El Cigala, Joaquín Cortés o Olga Llorente, que logran elevar al máximo nuestro estado de ánimo.

10 beneficios que la música tiene para nuestra salud

Aunque ya lo he mencionado, quiero insistir en que, además de hacernos disfrutar y acompañarnos en los mejores momentos de nuestra vida, está comprobado científicamente que la música tiene muchos efectos positivos, entre los que destacan:

1. Reduce la ansiedad y el estrés
Escuchar la música que nos gusta ayuda a rebajar de manera considerable los niveles de cortisol, una hormona que se relaciona directamente con el estrés. Considerando que tanto el estrés como la ansiedad son dos de los males más frecuentes en nuestro entorno, es algo que debemos tener en cuenta.

Por poner un ejemplo, escuchar «La Macarena», que es el admirable himno mundial de los Del Río, escuchar un concierto de Mick Jagger de los Rolling Stones, o disfrutar de un grupo con el que nos identifiquemos, es el mejor antídoto para neutralizar el estrés y la ansiedad.

2. Contribuye a un menor dolor físico

Aunque parezca increíble, la música puede ser un tratamiento bastante eficaz contra los dolores, y todo gracias a las endorfinas que el organismo libera cuando disfruta con la música. Esto hace de la música la compañera perfecta para personas que padecen tensión emocional, bloqueos por preocupaciones, dolencias como migraña o dolores musculares.

Por poner otro ejemplo, escuchar en vivo el «Rock and Roll Star» o «Cadillac solitario» de Loquillo, y mover el esqueleto al ritmo de su admirable estilo, bailando al compás de su música, provoca una extraordinaria liberación de endorfinas que son el mejor analgésico para el dolor.

3. Ayuda a mejorar la memoria y el aprendizaje

Este es uno de los beneficios más populares de la música y uno de los más destacados también para los niños. Está comprobado que estudiar o trabajar escuchando música hace que nos concentremos mejor en nuestras tareas. Resulta maravilloso saber que la música es capaz de activar positivamente casi por completo nuestro cerebro.

Esto lo podemos ensayar escuchando por ejemplo «Entre dos aguas» de Paco de Lucía, una experiencia llena de sensaciones, que siempre que tengo la oportunidad la comparto con su hermano Pepe de Lucía, otro gran músico, al que me siento muy unido.

4. Te hace ser más optimista

Insisto en que la música ayuda a la liberación de las conocidas hormonas de la felicidad. Por tanto, escuchar música como parte de nuestra vida cotidiana nos hace, por norma general, ser una persona con un carácter más alegre. Muchos médicos la recomendamos en los tratamientos contra la tristeza y depresión, ya que es una excelente canalizadora de las emociones, y nos acompaña tanto en los buenos momentos como en los tristes.

De hecho, he podido comprobar cómo se dispara el optimismo escuchando «Don't Go Breaking My Heart» de Elton John; «Un hombre de verdad» de Alaska, o «Mother and Child Reunion» de Paul Simon. Pero, obviamente, se trata de elegir la música a nuestro gusto.

5. Ayuda a dormir mejor

Hay que elegir las canciones que nos relajen, nos ayuden a evadirnos e, incluso, a meditar. Basta con recordar que a los bebés se les cantan canciones de cuna.

Esto lo debemos experimentar todas las noches una hora antes de dormirnos. Existen ciertos tipos de música perfectas para dormir. Debemos escuchar música relajante, como Beethoven, Pink Floyd, Enigma, o la que se nos ocurra y nos apetezca para entrar en un estado zen y nos permita conciliar un sueño de calidad.

6. Mejora la circulación sanguínea

Uno de los efectos positivos más sorprendentes es que es capaz de mejorar la circulación sanguínea de nuestro organismo, gracias a que activa la liberación de óxido nítrico en la sangre, dilatando las venas y mejorando la circulación.

Esto es cuestión de sentido común, ya que resulta obvio que si vamos a un concierto en el cual podemos movernos y bailar, nuestro sistema circulatorio se activa y mejora una barbaridad.

Y se me ocurren muchos planes musicales, desde Los Beatles a Van Morrison, pasando por Julio Iglesias. Solo es cuestión de imaginación para organizarse y disfrutar.

7. Combate desórdenes psicológicos, neurológicos y sirve como tratamiento de lesiones cerebrales

La música es uno de los tratamientos que mejores resultados da, por ejemplo, cuando se aplica en pacientes deprimidos, ya que, nuestra mente asocia ciertos sonidos con muchas de nuestras preocupaciones y tristezas. Insisto en que al escuchar música activamos inconscientemente muchas de las áreas positivas de nuestro cerebro, ejercitándolo y luchando contra el decaimiento. Es cuestión de entrenamiento.

Una de mis grandes experiencias la viví, en las Navidades de 2023, en el admirable festival de música organizado por la Fundación López Mariscal, más conocida como la fiesta solidaria del Turronero, en el cual observé cómo los niños con discapacidad intelectual participaban activamente y disfrutaban al máximo de los admirables músicos y grupos musicales españoles de moda. Un escenario musical icónico en el que participaron grandes artistas como Bertín Osborne, José Mercé, Pitingo, Raúl, Los Gemeliers, La Húngara y El Arrebato, entre otros.

8. Favorece la creatividad y la toma decisiones

La música es una fuente de inspiración que puede ayudarnos a ser más creativos y a expresarnos mejor y, por supuesto, a tomar decisiones.

Esto lo podemos comprobar escuchando a nuestro grupo musical favorito y observaremos como todo fluye de una manera más natural, lo cual nos ayudará a tomar decisiones acertadas y crear nuevos proyectos.

En estos casos hay un truco que funciona: escuchar repetidamente la misma canción que nos gusta como fuente de inspiración, y se despeja nuestra decisión. En una entrevista conjunta que nos hicieron en la radio, Pitingo confesó que cuando se enfrentaba a este tipo de situaciones, escuchaba una y otra vez la música de Bach y yo desvelé que solía repetir mucho a los Rolling Stones. La cuestión es que esta técnica inspiradora funciona.

9. Es parte integral de la experiencia

Si la música forma parte de nuestra vida y nos sigue donde vamos, observaremos que todo fluye con más facilidad. Nos acompaña desde el vientre de nuestra madre, nos ayuda a expresar nuestras emociones y nos proporciona un gran estado de felicidad.

Por poner otro ejemplo, lo podemos experimentar con el repertorio de Aretha Franklin, escuchando a Cyndi Lauper, con una de mis canciones favoritas «Girls Just Want to Have Fun», o «Call Me» de Ivana Spagna.

Pero como los gustos musicales son muy personales, elige tu propia música y saborea el cambio de tu estado de ánimo.

10. Mejora el estado de ánimo

Cuanto más cerca vivamos de la música y de los músicos, más felices y sanos seremos, ya que nos ayudan a generar entusiasmo y a sentirnos más positivos y, por tanto, a ser más felices.

18

Los cambios de sangre rejuvenecen

No basta con alcanzar la sabiduría,
es necesario saber utilizarla.

Aristóteles

Me encantó cómo se rio Crescencia Galán cuando a sus 110 años le sugerí depurarse la sangre con aféresis terapéutica. Le dije que si se dejaba podríamos pensar en plantearnos un ensayo clínico innovador. Vivo fascinado por los estudios de Saul Villeda y Tony Wyss-Coray, investigadores de la Universidad de Standford, quienes en 2014 descubrieron que la transfusión de sangre de un ratón joven a uno viejo provocaba el rejuvenecimiento del cerebro y de los músculos del segundo.

En este sentido hay numerosas evidencias científicas que demuestran que la depuración de la sangre mejora nuestra calidad de vida al utilizarse como terapia en numerosas patologías y tal vez sea una de las grandes satisfacciones de mi vida profesional, el haber observado curaciones asombrosas realizadas gracias a los procedimientos de aféresis terapéutica que relataré a continuación.

Los cambios de sangre rejuvenecen, ya que están basados en un procedimiento denominado aféresis terapéutica, que se realiza habitualmente en grandes hospitales y que permite depurar la sangre del paciente a través de una máquina de circulación extracorpórea similar a la diálisis, con la finalidad principal de extraer y eliminar del plasma aquellos componentes considerados responsables patógenos de una enfermedad, es decir, permite eliminar de forma selectiva los inmunocomplejos y otros marcadores inflamatorios sanguíneos.

Las sangrías de las antiguas civilizaciones

Los popularmente conocidos como cambios de sangre son, en realidad, la aplicación científica y selectiva de la técnica más antigua de la humanidad: las sangrías.

Las sangrías se realizaban habitualmente en las antiguas civilizaciones de Egipto y Grecia, persistieron durante la Edad Media, el Renacimiento y la Ilustración y se prolongaron hasta la Segunda Revolución Industrial.

Hipócrates asoció la sangría con la medicina de los humores. De este modo, la sangría fue utilizada durante más de 2.500 años y el texto médico que se empleaba como fuente era «un calendario de las sangrías», editado en la imprenta de Gutenberg (1462). En aquella época, la sangría gozaba de la misma popularidad que la penicilina en el siglo XX o que la aspirina en nuestros días.

Se aplicaba ante cualquier dolencia, hasta llegar a la Edad Media, en que pasó a manos de los «bárbaros cirujanos».

Aféresis terapéutica: fines y guías clínicas

La aféresis terapéutica tiene como principal fundamento depurar la sangre del paciente a través de un dispositivo extracorpóreo, con la finalidad principal de extraer y eliminar del plasma aquellos componentes considerados responsables patógenos de una enfermedad o de sus manifestaciones clínicas.

Para utilizar la aféresis adecuadamente es esencial basarse en las *Guías clínicas de aféresis terapéutica* de la American Society of Apheresis, publicadas en el *Journal of Clinical Apheresis*.

Sin lugar a dudas, junto con la farmacología, representa una alternativa terapéutica encaminada fundamentalmente a tratar determinadas enfermedades en las que el tratamiento convencional no ha obtenido la respuesta deseada o ha fracasado.

La aféresis terapéutica se utiliza con dos finalidades:

1. Modular la respuesta inmunitaria y disminuir rápidamente los componentes responsables de la enfermedad, tales como:

   - La eliminación de los anticuerpos citotóxicos o autoanticuerpos de la clase IgG, o IgM responsables de múltiples enfermedades.
   - La eliminación de los inmunocomplejos circulantes, que inducen las enfermedades por depósitos.
   - La eliminación de los componentes tóxicos.
   - La eliminación de la lipoproteína (a) y otras fracciones aterógenas, principales causantes de la

formación de la placa de ateroma, fundamentalmente en pacientes con hipercolesterolemia familiar.

2. Ejercer un efecto beneficioso mediante la remoción de los mediadores inflamatorios, con una acción inmunomoduladora.

Para hacernos una idea, en algunos países como Alemania se utiliza este procedimiento para eliminar en seis sesiones la covid persistente o *long covid*, la cual ha dejado muchas secuelas.

Procedimiento

Este tipo de máquinas pasan la sangre a través de unos filtros específicos, que eliminan los anticuerpos y marcadores inflamatorios, y la devuelve limpia al paciente. Podríamos decir coloquialmente que es como una lavadora que dispone de 17 tipos de procedimientos distintos, entre los que destacan dos: los llamados inmunoadsorción y plasmaféresis.

Indicaciones

Este procedimiento debería universalizarse como una opción terapéutica para los pacientes previamente seleccionados, ya que está indicada en enfermedades autoinmunes, miocardiopatía dilatada, hipertensión pulmonar, enfermedades dermatológicas, hematológicas, reumatológicas, renales, vasculares y metabólicas como la hipercolesterolemia familiar, entre otros.

La inmunoadsorción

La inmunoadsorción es un procedimiento de aféresis terapéutica que permite la depuración de la sangre, mediante la eliminación de forma selectiva de inmunoglobulinas humanas del tipo IgG, IgA, IgE, IgM, inmunocomplejos circulantes, proteína C reactiva y otros marcadores inflamatorios sanguíneos, mediante la punción de una vena central o periférica.

Consiste en la absorción selectiva de inmunoglobulinas presentes en el plasma que se consigue al pasar a través de unas columnas/filtros con la propiedad de absorber la mayor parte de estas, especialmente IgG, y en la reinfusión del resto del plasma al paciente.

El objetivo básico se consigue por medio del principio bioquímico o fisicoquímico de la absorción de una sustancia sobre la superficie de otra, que actúa como absorbente.

La duración del proceso es de 2-3 horas, en el cual los filtros trabajan al cien por cien de su capacidad de absorción.

Esta técnica de eliminación extracorpórea de anticuerpos incide positivamente en la mejoría de la condición de los pacientes, y suele realizarse en ciclos que van desde las 5 a las 20 sesiones. Para el paciente no es una técnica tan agresiva como la hemodiálisis, ya que no disminuye la volemia, los flujos de sangre son bajos y la cantidad de sangre extracorpórea es mínima.

Plasmaféresis

La plasmaféresis es un procedimiento que se utiliza para separar el plasma de la sangre. El plasma es la parte líquida de la sangre que contiene proteínas, anticuerpos, factores de coagulación y otros nutrientes.

También conocida como recambio plasmático, es el otro tipo de procedimiento de aféresis terapéutica más utilizado.

Es una técnica de depuración sanguínea extracorpórea, la cual consiste en la extracción de un volumen determinado de plasma (de 2 a 5 litros), cuya finalidad es eliminar o remover partículas de gran peso molecular, patógenos, o disminuir la tasa de inmunocomplejos circulantes u otros componentes presentes en el plasma que intervienen en la respuesta inmune patológica y que son considerados responsables de una enfermedad o bien de sus manifestaciones clínicas.

La remoción selectiva de plasma debe ser reemplazada por plasma normal.

El volumen de plasma extraído es sustituido por una solución de reposición o reemplazo. Habitualmente el de elección es la albúmina humana de 4 a 5 %.

Esta modalidad terapéutica ha sido utilizada en más de 80 enfermedades para la eliminación de:

- Inmunocomplejos.
- Mediadores inflamatorios.
- Toxinas exógenas.
- Proteínas monoclonales.

En todos los procedimientos de aféresis terapéutica es fundamental realizar monitorización de la respuesta, valoración clínica y control analítico de hemograma, linfocitos, inmunoglobulinas, PCR, factor reumatoide y calcio, entre otros parámetros.

Los cambios de sangre rejuvenecen

Numerosas compañías están potenciando los estudios de investigación sobre la aféresis terapéutica para combatir el envejecimiento, y en este sentido, los cambios de sangre para rejuvenecer se están realizando en California, Miami y Suiza, entre otros países, con buenos resultados clínicos. El gran desafío es la provisión de plasma joven por parte de las biotecnológicas.

19

Los tratamientos con células madre regeneran nuestro organismo

La curación es cuestión de tiempo,
pero a veces también es una cuestión
de oportunidad.

HIPÓCRATES

Cuando estuve con Crescencia Galán de 110 años, le pregunté si estaría dispuesta a someterse a tratamientos de rejuvenecimiento y con una gran sonrisa me dijo que sí. Le cogí el brazo hiperdelgado y le comenté que era muy fácil ponerle una vía y a pesar de que no le gustan las agujas se mostró dispuesta a todo, porque tiene muy claro que quiere alargar su vida libre de enfermedades.

Nito Fontcuberta era el primero de la lista para hacerse todo un plan de rejuvenecimiento biológico. Tan solo esperábamos la aprobación de la FDA.

Mientras tanto quería seguir disfrutando de la vida. Cada vez que entraba en su divertido barco me decía Manuel, cada vez que te recibo empiezas mirándome los pies. Era cierto porque sabía muy bien sus problemas de corazón y si sus pies estaban hinchados era motivo de preocupación.

Para Nito, sus prioridades eran el *foie* y el champán, y de su salud cuanto menos supiera mejor. En sus travesías, las conversaciones eran dentro del agua. Los interminables baños de mar le sentaban de maravilla. Pero ocurrió lo previsto, como cada verano acumulaba una nueva patología, un buen día se quedó dormidito. Me costó superarlo, pero la fuerza vital de Mercedes ayudó mucho a sus amigos.

Al escribir este capítulo, que habla de los distintos tipos de células madre que se utilizan para regenerar tejidos lesionados, me vence la pasión. Pero qué pena porque las rodillas de Nito con células madre se quedarían como nuevas.

Numerosos estudios científicos han demostrado el gran potencial que tienen las células madre de nuestro organismo.

Tras el descubrimiento de los premios Nobel de Medicina y Fisiología Yamanaka y Gurdon sobre la reprogramación celular, todo el foco se ha puesto en la estrategia para rejuvenecer los tejidos y órganos para mejorar la calidad de vida.

Los tratamientos con células madre tienen numerosas aplicaciones terapéuticas y se están consiguiendo grandes resultados clínicos en medicina regenerativa, hasta tal punto que hoy representan el tratamiento más eficaz para mejorar el envejecimiento de todo el organismo. De hecho, hay estudios con fármacos que impulsan el rejuvenecimiento de las células madre, lo que conlleva vivir más y mejor.

Todos los días observamos en pacientes los buenos resultados clínicos que tienen las células madre en la regeneración de tejidos dañados.

En los modelos experimentales las células madre sanguíneas dan lugar a todos los tipos de células de la sangre, que contienen una gran cantidad de factores de crecimiento y regeneración.

Cuando existe algún tipo de patología, lo ideal es aplicar las células madre en la zona afectada, ya que tienen la propiedad de diferenciarse y convertirse en células de los tejidos de la zona tratada, contribuyendo a su regeneración. Las células madre se pueden obtener de diferentes partes de nuestro organismo. Lo habitual es utilizar células madre mesenquimales que se pueden extraer de la médula ósea, pinchando en la cresta ilíaca (cadera); se pueden obtener del tejido adiposo abdominal (barriga), en este caso a través de una pequeña liposucción, y también de sangre periférica. Asimismo, se pueden obtener del cordón umbilical.

Cuando se aplican células madre en una zona lesionada se consigue acelerar la recuperación de dicha lesión.

Antes de realizar tratamientos con células madre se debe tener en cuenta el marco regulatorio de las aplicaciones terapéuticas aprobadas en cada país donde se vaya a realizar el tratamiento.

La mayoría de los tejidos de un organismo adulto poseen una población residente de células madre que permiten su renovación periódica o su regeneración cuando se produce algún daño tisular.

Tipos de células madre

Las células madre se pueden dividir en cuatro tipos según un criterio de potencia:

1. Totipotenciales, que pueden crecer y formar un organismo completo. Tienen capacidad para formar todos los tipos celulares y su ejemplo por excelencia es el cigoto.

2. Pluripotenciales, capaces de formar cualquier otro tipo de célula correspondiente a los tres linajes embrionarios (endodermo, ectodermo y mesodermo). Las células madre pluripotenciales forman linajes celulares y, entre ellas, las más estudiadas son las células madre embrionarias. Hoy es posible manipular células humanas de adulto y generar células con pluripotencialidad inducida (iPS), que, según se ha comprobado, poseen el mismo potencial de crecimiento y diferenciación que las células madre embrionarias. Así lo constató Shinya Yamanaka, diseñador de esta tecnología y galardonado con el Premio Nobel de Medicina por este descubrimiento. Como ventajas técnicas, las iPS no inducen rechazo inmunológico, lo que abre la posibilidad de crear fármacos específicos para un paciente determinado. Esta técnica es muy sencilla y su coste es reducido.

3. Multipotenciales, que solo pueden generar células de su misma capa o linaje de origen embrionario.

4. Unipotenciales, también llamadas progenitoras, definidas como células madre con la capacidad de diferenciarse en un único tipo celular. Por ejemplo, las células madre musculares, o satélite, solo pueden diferenciarse en células musculares.

Células madre según su localización

Además de por el criterio de potencia, las células madre pueden clasificarse según su localización en el embrión o en tejidos adultos.

Las adultas se encuentran en tejidos y órganos adultos y poseen la capacidad de diferenciarse para dar lugar a células adultas del tejido en el que se encuentran. Se conocen alrededor de 20 tipos distintos de células madre adultas. En la médula ósea, aunque también en sangre del cordón umbilical, en sangre periférica y en la grasa corporal, se ha encontrado otro tipo de células madre adultas, denominadas mesenquimales, que pueden diferenciarse en numerosos tipos de células de los tres derivados embrionarios (musculares, vasculares, nerviosas, hematopoyéticas, óseas, etc.). Por tanto, las células madre mesenquimales constituyen una población derivada del estroma de la médula ósea y del tejido adiposo.

Células madre mesenquimales derivadas de tejido adiposo

Se ha identificado la existencia de una población de células localizadas en la fracción vascular del estroma del tejido adiposo susceptibles de diferenciarse en múltiples líneas celulares y con capacidad de autorrenovarse. La posibilidad de extraer un gran volumen de tejido adiposo con un procedimiento simple de liposucción ha llevado a considerar este tejido como fuente alternativa de células madre en la práctica clínica.

Células madre derivadas de la médula ósea

Las células madre derivadas de la médula ósea son células inmaduras que se encuentran en la médula ósea, el tejido esponjoso que hay dentro de los huesos. Estas células tienen la capacidad de dividirse y diferenciarse en diferentes tipos de células, como glóbulos rojos, glóbulos blancos y plaquetas. Este tipo de células madre se utiliza en una variedad de enfermedades, como patologías articulares y en trasplante de médula ósea, así como en múltiples estudios de investigación para el desarrollo de nuevos tratamientos para el cáncer, enfermedades neurodegenerativas y enfermedades cardiovasculares, entre otras.

La extracción de células madre derivadas de la médula ósea se puede realizar de dos maneras:

- Biopsia de médula ósea. En este procedimiento se extrae una pequeña cantidad de médula ósea mediante una aguja. Es un procedimiento relativamente seguro, pero puede causar algunos efectos secundarios, como dolor, hematomas e infección.
- Citoaféresis. En este procedimiento se utiliza una máquina para separar las células madre de la sangre.

Los beneficios de las células madre derivadas de la médula ósea incluyen:

- La capacidad de regenerar tejidos y órganos dañados.
- La capacidad de combatir enfermedades.
- El potencial para desarrollar nuevos tratamientos médicos.

Células madre derivadas del cordón umbilical

Del cordón umbilical se pueden aislar células madre multipotentes que poseen características embrionarias y hematopoyéticas. Estas células madre adultas se diferencian en células de la sangre y del sistema inmunológico.

Son fáciles de obtener y presentan una baja inmunogenicidad, por lo que se han comenzado a utilizar en terapias para curar diversas enfermedades.

Células madre del líquido amniótico

Las células madre del líquido amniótico se expanden fácilmente en cultivo, mantienen la estabilidad genética y se pueden inducir para su diferenciación también en células hematopoyéticas. Por ello, representan una nueva fuente biológica que podría tener múltiples aplicaciones en bioingeniería de tejidos y terapia celular.

Tratamientos con células madre

Las células madre que se obtienen del paciente se trasladan al laboratorio, donde son seleccionadas y cultivadas durante tres semanas para multiplicarse y superar los 250 millones de unidades. De ahí proviene su nombre, de elegir las más adecuadas para cultivarlas y alcanzar una cifra que consiga el «milagro» de la creación de tejido.

Solo alcanzando un volumen de millones de unidades de células madre es posible la regeneración y eso únicamente puede conseguirse si están cultivadas.

Los ensayos clínicos han demostrado que es una terapia permanente, los tejidos se regeneran desde el primer momento y continúan regenerándose en años sucesivos de manera natural.

La investigación ha probado la eficacia y seguridad de las células madre mesenquimales cultivadas en varias patologías.

La terapia celular se perfila como uno de los tratamientos más prometedores del futuro arsenal médico para la regeneración de tejidos dañados.

La actividad investigadora es extraordinariamente intensa en las enfermedades a las que puede dirigirse la terapia celular, como diabetes, enfermedades neurodegenerativas, patología cardiovascular, lesiones musculoesqueléticas, de la córnea, articulares u óseas, entre otras.

En el mundo están en marcha más de 3.000 ensayos clínicos con células madre. En la actualidad se dispone de evidencias científicas sobre su potencial reparador, así como de la seguridad clínica de su uso, lo que abre un futuro muy esperanzador.

20

El klotho, la proteína antienvejecimiento

La vejez comienza cuando se pierde
la curiosidad.

José Saramago

El riñón es un órgano esencial en la modulación de la longevidad, ya que fabrica una sustancia que retrasa el envejecimiento. Se trata del klotho, la conocida proteína antienvejecimiento que desempeña un papel relevante en la esperanza y calidad de vida.

El klotho también se encuentra, pero en menos cantidad, en el cerebro y los vasos sanguíneos.

Esta proteína se expresa en las células de los riñones a partir de un gen del mismo nombre: klotho.

Las células renales liberan el klotho al medio que las rodea, de forma que, a través de la circulación sanguínea, la proteína llega a los diversos órganos de nuestro cuerpo y se une a los receptores de la superficie celular donde ejerce su función antienvejecimiento.

Los niveles de klotho disminuyen con la edad, lo que contribuye al envejecimiento y al desarrollo de enfermedades relacionadas con la edad. Los estudios han demostrado que los niveles bajos de proteína klotho se asocian con un mayor riesgo de enfermedades cardiovasculares, diabetes, osteoporosis, entre otras.

La insuficiencia renal y la diálisis pueden disminuir hasta un 90 % la producción de klotho y, por tanto, podría ser la causa del envejecimiento prematuro.

El klotho tiene una serie de funciones importantes:

- Regulación de la presión arterial. Contribuye a mantener la presión arterial baja al reducir la producción de renina, una enzima que estimula la producción de angiotensina II.
- Protección del corazón. Ayuda a proteger el corazón de las enfermedades cardiovasculares al reducir la inflamación.
- Regulación del metabolismo. Ayuda a regular el metabolismo al aumentar la sensibilidad a la insulina y reducir la producción de glucosa.
- Rejuvenecimiento. Por sus propiedades antienvejecimiento nos protege del daño celular.

Actualmente, se están investigando varias terapias para aumentar los niveles de proteína klotho, con el objetivo de mejorar la longevidad.

Terapia génica con klotho

Se están realizando estudios experimentales que han demostrado que esta terapia génica puede mejorar la función cognitiva, la memoria y la salud cardiovascular.

Se basa en la introducción de genes que codifican la proteína klotho en las células de nuestro organismo. Estos genes pueden ser introducidos mediante virus modificados genéticamente o mediante otras técnicas de ingeniería genética. Una vez se introducen en las células, la proteína klotho se produce y es secretada, lo que puede tener efectos beneficiosos.

Estas terapias podrían implicar aumentar los niveles de klotho en el organismo o bloquear los antagonistas de klotho.

Si bien la terapia génica con klotho tiene el potencial de tratar una serie de enfermedades relacionadas con el envejecimiento, existen algunos riesgos potenciales.

Por ello, se necesitan más estudios en humanos para determinar la seguridad clínica y eficacia de esta terapia, pero sin lugar a duda, es una línea de investigación que abre muchas esperanzas en la longevidad.

21

La telomerasa, la enzima que repara y alarga los telómeros

El futuro tiene muchos nombres: para los
débiles es lo inalcanzable; para los temerosos,
lo desconocido, y para los valientes,
la oportunidad.

Victor Hugo

He tenido el enorme placer de conocer a Liz Parrish, líder biotecnológica estadounidense, con la que sentí desde el primer segundo una química y admiración especial. Parrish ha afirmado en múltiples foros que se ha sometido como «paciente cero» a la terapia génica con telomerasa y desde que comenzó este tratamiento experimental en 2015 ha logrado alargar sus telómeros un promedio de 5,3 años más de vida por cada año de terapia.

En 2009, la premio Nobel de Medicina, Elisabeth Blackburn, descubrió una enzima milagrosa: la telomerasa, que se encuentra en los extremos de los cromosomas, llamados telómeros.

La telomerasa es una enzima que puede agregar ADN a los telómeros, alargando su longitud. Esto permite que las células se dividan más veces antes de morir. Se están llevando a cabo múltiples ensayos clínicos en humanos para evaluar la seguridad y la eficacia de esta terapia.

Los telómeros son estructuras repetitivas de ADN que se encuentran en los extremos de los cromosomas. Son esenciales para la estabilidad del ADN y la división celular. A medida que las células se dividen, los telómeros se acortan. Cuando los telómeros se acortan demasiado, la célula deja de dividirse y muere.

Los estudios de investigación han demostrado que las células con telómeros más cortos tienden a envejecer más rápido que las células con telómeros más largos.

Una teoría es que los telómeros cortos pueden dañar el ADN de la célula, lo que puede conducir a la acumulación de mutaciones y al envejecimiento. Otra teoría es que los telómeros cortos pueden reducir la capacidad de la célula para reparar el daño, lo que también puede conducir al envejecimiento.

La edad «biológica» es relativa a la longitud y velocidad del acortamiento de los telómeros, y puede ser medida a nivel micrométrico El conocimiento de las longitudes teloméricas por medio de tecnologías de *telemapping* no es solo una fuente de automonitorización de la salud, sino también un incentivo para la búsqueda de la optimización fisiológica.

La telomerasa es importante por varias razones:

- Protege los cromosomas. Los telómeros son secuencias de ADN repetitivas que se encuentran en los extremos de los cromosomas. Protegen los cromosomas ya que evitan que se peguen entre sí o se rompan.

- Es una enzima esencial para la estabilidad del ADN y la división celular.
- Ayuda a las células a mantenerse vivas y saludables. Los telómeros desempeñan un papel importante en la replicación celular. Cada vez que una célula se divide, los telómeros se acortan un poco. Cuando los telómeros se vuelven demasiado cortos, la célula muere.
- La telomerasa está presente en las células germinales, las células madre y algunas células adultas, como las células de la piel, la sangre y el intestino.
- En las células germinales, la telomerasa está activa para permitir la división celular y la transmisión del ADN a la siguiente generación. En las células madre, la telomerasa está activa para permitir la división celular y la renovación de los tejidos. En algunas células adultas, la telomerasa está activa para permitir la división celular y la reparación del daño al ADN.

La comunidad científica está estudiando la forma de aumentar la actividad de la telomerasa en las células humanas. Esto podría ayudar a retrasar el envejecimiento y prevenir enfermedades relacionadas con la edad.

Entre las líneas de investigación de tratamientos innovadores contra el envejecimiento se encuentran:

- Fármacos que activan la telomerasa.
- Terapia génica para introducir genes que codifican la telomerasa en las células.
- Epigenética, nutrición y estilos de vida que pueden ayudar a mantener los telómeros sanos.

Terapia génica con telomerasa

La terapia génica con telomerasa es un tipo de terapia que tiene como objetivo aumentar la longitud de los telómeros.

Se basa en la introducción de un gen que codifica la telomerasa en las células. Como he comentado, la telomerasa es una enzima que puede agregar ADN a los telómeros, alargando su longitud.

La científica española María Blasco ha comprobado que el alargamiento de los telómeros en ratones es posible. Si generamos ratones que tienen un mejor mantenimiento de los telómeros, estos presentan un retraso de todas las enfermedades y viven más. Esto se ha demostrado con el uso de terapia génica para reactivar la enzima telomerasa y así reparar los telómeros.

Por tanto, una forma de aumentar la actividad de la telomerasa es mediante la terapia génica, que implica la introducción de genes que codifican la telomerasa en las células.

El gen de la telomerasa cuando entra en el organismo la activa. De hecho, en modelos experimentales, se observó que con un tratamiento intravenoso con vectores virales, los ratones comenzaron a presentar muchísimo mejor aspecto y se retrasaban todas las patologías asociadas al envejecimiento. Se demostró que la telomerasa hace que los telómeros se reparen y alarguen.

La terapia génica con telomerasa se está investigando para el tratamiento de una variedad de enfermedades, entre otras:

- Enfermedades relacionadas con el envejecimiento: podría ayudar a retrasar o prevenir el envejecimiento.
- Enfermedades cardiovasculares: podría ayudar a reparar el daño al ADN causado por las enfermedades cardiovasculares, lo que podría mejorar la función cardiaca y reducir el riesgo de complicaciones.
- Cáncer: podría ayudar a detener la división celular descontrolada que caracteriza al cáncer.

La terapia génica con telomerasa aún se encuentra en sus primeras etapas de desarrollo, pero ha mostrado resultados prometedores en modelos experimentales en animales.

Uno de los principales desafíos es la aprobación y regulación del acceso a las terapias génicas con telomerasa, ya que por el momento son experimentales, pero tarde o temprano van a constituir una revolución en los tratamientos contra el envejecimiento.

22

La humanización de la medicina

Dondequiera que se ame el arte
de la medicina, se ama también
a la humanidad.

PLATÓN

Una persona que me ayudó a crecer humanamente fue
Miguel Boyer, inteligente y perfeccionista, que sufrió un
ictus que lo tuvo ingresado en el hospital mucho tiempo.
Nos hizo entender a todos la importancia de la sensibilidad y el calor humano cuando te están haciendo pruebas.
Para mí, su mujer, Isabel Preysler, es un verdadero ejemplo
de cómo hay que cuidar a un ser querido cuando regresa a
casa tras el alta hospitalaria. Unos cuidados extremos dig-
nos de admiración y en los cuales contó con el apoyo in-
condicional de su amigo del alma Pepe Amusátegui, que
lo visitaba muy a menudo.

La humanización de la medicina es un aspecto esencial
en la relación médico-paciente, que se basa en la confianza
mutua y el respeto, y para ello es esencial aportar calor
humano y transmitir afecto, con el denominador común

de comprender la estrecha relación entre salud, mente y emociones, que nos muestran el verdadero camino para llegar al alma. Y es precisamente desde el alma desde donde se inicia el viaje hacia la auténtica curación.

Cuando sientes una vocación profunda por la medicina, la tendencia natural es la de proporcionar una atención médica que sea integral, holística y centrada en la persona.

Se trata de utilizar el potente efecto curativo del contacto físico y las palabras amables con un enfoque focalizado en el paciente, en la comunicación activa y, por supuesto, en la gestión emocional para lograr empatía en la relación médico-paciente.

Entiendo la empatía como una habilidad para reconocer y comprender el estado mental y emocional del paciente, lo que me permite posicionarme emocionalmente en lo que creo que está sintiendo para responder de forma adecuada a sus verdaderas necesidades y disolver todas sus incertidumbres.

Desde la empatía, puedo entender el sufrimiento del paciente y actuar o no en consecuencia.

Sin lugar a duda, una pequeña dosis de humildad por parte del médico acorta la distancia hacia la curación.

Por este motivo, bajo mi punto de vista, la humanización debe ser considerada una parte esencial de los esfuerzos que se deben realizar para mejorar la calidad de vida de los pacientes.

Los pacientes son el eje central de los sistemas de salud

He aprendido a base de escuchar a cada paciente y comprobar que detrás del dolor se esconde un pensamiento y detrás de cada pensamiento, una emoción. La pérdida de grandes amigos durante la pandemia me dejó en shock emocional un largo tiempo. Tan solo resucité cuando empecé a recordar positivamente las convocatorias sociales de Joao Flores, un ser único e irrepetible que todos llevamos en nuestro corazón.

En este sentido, Cristina ha sido la persona que más ha desafiado la medicina. Teníamos una estrecha amistad y complicidad, pero no dudaba en dejarme plantado siempre que le programaba pruebas en el hospital. A pesar de que confiaba en mí, tenía fobia cuando veía una aguja. Mentalmente era imbatible.

Tardó más de dos meses en salir de su casa tras la pandemia, que la dejó muy debilitada y tuve que cancelar en más de cinco ocasiones la resonancia prevista porque siempre me ponía una disculpa.

Este patrón de conducta desde la pandemia he podido constatar que lo han adoptado muchas personas, tal vez convertidas en verdaderos aprensivos que tienen pánico a ir al médico y que levantan todas las alarmas ya que dificultan un diagnóstico y tratamiento precoz, que es esencial para la curación de cualquier patología.

Por ello, mi recomendación es llamar al paciente por su nombre, es algo que nos agrada a todos y es parte del éxito de la relación médico-paciente.

En este sentido, existen claras evidencias de que los pacientes bien informados consiguen una mayor mejoría que aquellos que no lo están, ya que la información forma parte integral de la terapia.

Lo ideal sería que los pacientes facultados pudieran mantener una comunicación y cooperación significativa con los profesionales de la salud que les tratan para diseñar planes de autogestión individuales para su enfermedad. Esto incluye tratar a los pacientes como personas, no como una condición médica o un diagnóstico. Esto significa que los profesionales de la salud deben escuchar y entender la historia y emociones de cada paciente para proporcionar una atención personalizada.

En situaciones críticas siempre tengo muy presente lo que decía Gandhi: «Cuando todos te abandonan, Dios se queda contigo».

En definitiva, el paciente debe ser el actor principal del sistema sanitario, y la excelencia sanitaria se consigue implantando un proceso de mejora continua de los servicios asistenciales, lo que conlleva garantizar la calidad de vida de los pacientes y promover el desarrollo de la carrera de los profesionales sanitarios.

Más información, mejor trato, gestión emocional del paciente, empatía y más tiempo de consulta son, en definitiva, las principales necesidades de los pacientes para una medicina más humanizada.

Una de las personas que puso la primera piedra para construir la humanización de la medicina es el cardiólogo de la Universidad de Harvard, Bernard Lown, premio Nobel de la Paz, que tenía una máxima que repetía siempre: «Un enfoque centrado en la persona puede tener un gran impacto en la salud y el bienestar de los pacientes, ya que los profesionales de la salud pueden abordar las necesidades individuales de los pacientes». Y en España la persona que creó los cimientos para una humanización de la medicina, impregnada de principios y valores, fue José Manuel Romay Beccaría, ministro de Sanidad (mayo 1996-marzo 2000), con el que tuve el grato honor de compartir esos momentos de gloria. Y así lo manifestaron en sus lecciones magistrales impartidas en el Instituto Europeo de Salud y Bienestar Social, en las cuales tuve el grato honor de colaborar como así vienen recogidas en mi libro *Calidad en la asistencia sanitaria*, publicado en 1999 por el Instituto Europeo de Salud y Bienestar Social.

Principios de la humanización

No produce el mismo efecto un medicamento prescrito por un médico que ha escuchado con empatía al paciente, que otro recetado por un facultativo que apenas ha desviado la vista de la pantalla del ordenador.

En el año 2008 publiqué el libro *La satisfacción de los pacientes*, donde se recogen muchas de las reflexiones realizadas a lo largo de los diez Congresos europeos sobre pacientes, innovación y tecnología, que he tenido el honor de presidir, entre los años 2007 y 2016, celebrados en el seno del Instituto Europeo de Salud y Bienestar Social. Toda esta experiencia acumulada durante estos años, la hemos puesto como «ciencia abierta» (*open science*) al servicio de los sistemas de salud, lo que me ha permitido impulsar la filosofía de humanización de la medicina y la excelencia en la atención de los pacientes, cuyos principios son:

- El paciente es el centro de atención. Debemos centrarnos en las necesidades y deseos del paciente, y tratarlo con respeto y dignidad.
- En la relación médico-paciente es esencial la gestión emocional. Al paciente que sufre, le duele más la incomprensión del médico, que la propia enfermedad. Debemos construir una relación de confianza con el paciente, y trabajar con él para desarrollar un plan de tratamiento que sea adecuado a sus necesidades individuales, y así lograr la adherencia al tratamiento.
- La comunicación es clave. Debemos esforzarnos en comunicarnos de manera clara y eficaz con el paciente, y escuchar con atención sus preocupaciones e incertidumbres.
- Tomar tiempo para escuchar al paciente. Debemos tomarnos el tiempo necesario para escuchar las preocupaciones del paciente y comprender su estado emocional.
- Usar un lenguaje sencillo. Debemos usar un lenguaje sencillo que el paciente pueda entender.

- Mejorar cómo se dicen las cosas al paciente, tomando como base el poder de la palabra.
- Ofrecer apoyo emocional. Debemos ofrecer todo nuestro apoyo emocional al paciente, especialmente durante momentos críticos.
- Involucrarnos con la familia y amigos. Debemos mostrar todo nuestro apoyo a la familia y amigos del paciente y cuando sea necesario plantear las opciones terapéuticas.
- El fortalecimiento de las asociaciones de pacientes es básico para garantizar la accesibilidad de los pacientes a tratamientos innovadores.
- La creación de los Servicios de Atención al Paciente es uno de los grandes logros que he conseguido promover desde el Instituto Europeo de Salud y Bienestar Social.

En búsqueda de la excelencia sanitaria

En el año 2009, publiqué el libro *La excelencia sanitaria: satisfacción de los pacientes, innovación y tecnologías*, donde se constató la influencia positiva que tiene la participación activa de los pacientes en los sistemas de salud, con tres aspectos esenciales:
- Mejorar la satisfacción del paciente. Está demostrado que los pacientes que reciben atención médica humanizada están más satisfechos con su atención y tienen más probabilidades de adherirse al plan de tratamiento.

- Mejorar la satisfacción del paciente. Está demostrado que los pacientes que reciben atención médica humanizada están más satisfechos con su atención y tienen más probabilidades de adherirse al plan de tratamiento.
- Mejorar los resultados de salud. La atención médica humanizada ayuda a los pacientes a alcanzar mejores resultados de salud y contribuye a controlar mejor su enfermedad y a recuperarse más rápidamente.
- Mejorar la libre elección de médico y centro sanitario por parte del paciente.
- Los tratamientos deberán estar sujetos al marco regulatorio del país donde se realice la práctica clínica.

Para lograr la excelencia sanitaria es esencial afrontar el desafío de la crisis mundial de la falta de médicos y enfermeras. Y, para ello, la clave reside en formular nuevas políticas e impulsar una carrera profesional, eliminar las fronteras que permitan la circulación de profesionales, fomentar estímulos y motivación para la competencia profesional y garantizar la estabilidad y seguridad en las relaciones contractuales. Hay que cuidar a los profesionales, ya que son el mejor activo de los sistemas de salud.

Por otro lado, estamos en la era de la singularidad en biomedicina y biotecnología en la que hay una llegada de hospitales inteligentes y nanorrobots. Estamos viviendo un cambio de paradigma en la evolución de la especie humana y toca adaptarse. Los centros sanitarios del futuro serán entornos «altamente digitalizados», donde la IA y la robotización junto con el Internet de las Cosas (IoT) jugarán algunos de los papeles más importantes. La inteligencia artificial y la digitalización han llegado a los hospitales para quedarse. Es cierto que la IA puede superar los límites fisiológicos e intelectuales humanos en ciertos aspectos, mejorando así la precisión y eficiencia de los servicios de atención médica, pero siempre debe prevalecer el calor humano, el contacto físico con el paciente y la gestión emocional en la relación médico-paciente.

En definitiva, es más sencillo recuperar la salud desde el amor y la humanización que desde el miedo, y por ello, estoy plenamente convencido de que los sistemas de salud robustos y humanizados son claves en la longevidad.